心血管内科
常见病诊疗手册

主　编　姚成增

编　委（按姓氏笔画为序）

王　哲　代世摩　张书宁　姚　玮

姚成增　徐　燕　徐世坤

人民卫生出版社

图书在版编目（CIP）数据

心血管内科常见病诊疗手册 / 姚成增主编 . —北京：人民卫生出版社，2018

ISBN 978-7-117-27011-3

Ⅰ.①心… Ⅱ.①姚… Ⅲ.①心脏血管疾病-常见病-诊疗-手册 Ⅳ.①R54-62

中国版本图书馆 CIP 数据核字（2018）第 165621 号

| 人卫智网 | www.ipmph.com | 医学教育、学术、考试、健康，购书智慧智能综合服务平台 |
| 人卫官网 | www.pmph.com | 人卫官方资讯发布平台 |

心血管内科常见病诊疗手册

主　　编：姚成增
出版发行：人民卫生出版社（中继线 010-59780011）
地　　址：北京市朝阳区潘家园南里 19 号
邮　　编：100021
E - mail：pmph @ pmph.com
购书热线：010-59787592　010-59787584　010-65264830
印　　刷：北京虎彩文化传播有限公司
经　　销：新华书店
开　　本：787×1092　1/32　印张：10
字　　数：169 千字
版　　次：2018 年 8 月第 1 版　2019 年 3 月第 1 版第 2 次印刷
标准书号：ISBN 978-7-117-27011-3
定　　价：32.00 元

打击盗版举报电话：010-59787491　E-mail：WQ @ pmph.com
（凡属印装质量问题请与本社市场营销中心联系退换）

基本理论、基本知识和基本技能，俗称"三基"，一直是衡量医学生掌握知识程度的标杆，也是历年主治医师及以下级别医师的重要考核内容。我们看到目前医学教育和实习模式下，实习医师对基础知识的掌握不足，导致接诊时无所是处；甚至，有时即使在高年资医师的临床过程中也错误频出。借此，我们联合了上海中医药大学附属曙光医院、复旦大学附属中山医院、上海交通大学附属瑞金医院及河北沧州中西医结合医院心内科、心外科及周围血管科的多名医师查阅大量文献共同编写了《心血管内科常见病诊疗手册》一书。

基于严肃的态度、严格的要求和严密的方法，本书将临床指南、医学共识和临床基础知识破解为问答形式，易掌握、易参考；书中除对高血压、冠心病、心力衰竭等心内科常见病的基础知识加以详述外，还增加了"心血管内科中的外科问题"一篇，更有益于心内科医师把握外科手术的指征，便于临床实施。

衷心希望本书内容能对临床医师"三基"中基本知识的夯实有所帮助,从而更有利于开展临床工作。

姚成增

2018 年 5 月

目录

高血压篇

冠心病篇

心力衰竭篇

心律失常篇

其他——血脂、肺动脉高压、感染性心内膜炎等

常用药物及实验室检查

心血管内科中的外科问题篇

高血压篇

高血压与哪些发病因素有关

1. 高钠、低钾膳食　人群中,钠盐(氯化钠)摄入量与血压水平和高血压患病率呈正相关,而钾盐摄入量与血压水平呈负相关。膳食钠／钾与血压的相关性更强。我国14组人群研究表明,膳食钠盐摄入量平均增加2g/d,收缩压和舒张压分别增高2.0mmHg和1.2mmHg。高钠、低钾膳食是导致我国大多数高血压患者发病的主要危险因素之一。我国大部分地区,人均盐摄入量>12g/d。在盐与血压的国际协作研究中,反映膳食钠、钾量的24小时尿钠／钾,我国人群在6g以上,而西方人群仅为2~3g。

2. 超重和肥胖　身体脂肪含量与血压水平呈正相关。人群中体重指数(BMI)与血压水平呈正相关,BMI每增加3,4年内发生高血压的风险,男性增加50%,女性增加57%。身体脂肪的分布与高血压发生也有关。腹部脂肪聚集越多,血压水平就越高。腰围≥90cm(男性)或≥85cm(女性),发生高血压的风险是腰围正常者的4倍以上。随着我国社会经济的发展和生活水平的提高,人群中超重和肥胖的比例与人数均明显增加。在城市中年人群中,超重者的比例已达到25%~30%。超重和肥胖将成为我国高血压患病率增长的又一重要危险因素。

3. **饮酒** 过量饮酒也是高血压发病的危险因素,人群高血压患病率随饮酒量增加而升高。虽然少量饮酒后短时间内血压会有所下降,但长期少量饮酒可使血压轻度升高;过量饮酒则使血压明显升高。

4. **精神紧张** 长期精神过度紧张也是高血压发病的危险因素,长期从事高度精神紧张工作的人群高血压患病率增加。

5. **其他危险因素** 高血压发病的其他危险因素包括年龄、高血压家族史、缺乏体力活动等。除了高血压外,心血管病危险因素还包括吸烟、血脂异常、糖尿病和肥胖等。

♥ 高血压如何分级

高血压定义为在未使用降压药物的情况下,非同日 3 次测量血压,收缩压≥140mmHg 和(或)舒张压≥90mmHg。收缩压≥140mmHg 和舒张压＜90mmHg 为单纯收缩期或舒张期高血压。患者既往有高血压史,目前正在使用降压药物,血压虽然低于 140/90mmHg,也诊断为高血压。根据血压升高水平,又进一步将高血压分为 1 级、2 级和 3 级(表 1)。由于诊室血压测量的次数较少,血压又具有明显波动性,在不能进行 24 小时动态血压监测时,需要数周内多次测量来判断血压升高情况,尤其对于轻、中度血压升高者。如有条件,应进行 24 小时动态血压监测或家庭血压监测。

表 1　血压水平分类和标准

分类	收缩压（mmHg）		舒张压（mmHg）
正常血压	<120	和	<80
正常高值血压	120~139	和（或）	80~89
高血压	≥140	和（或）	≥90
1 级高血压（轻度）	140~159	和（或）	90~99
2 级高血压（中度）	160~179	和（或）	100~109
3 级高血压（重度）	≥180	和（或）	≥110
单纯收缩期高血压	≥140	和	<90

注:当收缩压和舒张压分属于不同级别时,以较高的分级为准。

 正常血压的昼夜节律如何

一般正常人血压波动呈长柄"杓"型,凌晨 2—3 时处于血压低谷,清晨起床后血压急骤上升,约在 8—9 时达第一峰值,下午 17—18 时可略高些,此为第二峰值,从 18 时开始缓慢下降,呈"双峰一谷"。收缩压波动范围大于舒张压,日间血压波动范围大于夜间。

❤ 何谓晨峰血压

正常的血压具有周期性的日间变异,24 小时血压呈"双峰一谷"的昼夜节律,即夜间血压较低,白天血压波动在较高水平。晚 18 时左右血压逐渐下降,至凌晨 2—3 时降至最低谷,之后血压又复上升,至上午 8—9 时达到最高峰,然后血压持续波动在较高水平,至下午 17—18 时出现第二个高峰,以后逐渐下降。无论血压正常者还是高血压患者,清晨觉醒并恢复直立体位后血压会迅速上升,并在较短时间内(2~4 小时)达到较高的水平,这一现象称为晨峰血压(morning blood pressure surge,MBPS)。

MBPS 的发生机制及影响因素目前尚未明确,可能的原因有以下几种:

1. 交感神经系统激活　清醒前后交感神经系统活性迅速增强,血浆中儿茶酚胺等缩血管物质水平显著升高,使周围血管阻力增大及心率加快,心输出量增加,还可改变正常的肾脏 - 容量关系,使晨起血压急剧升高。但也有研究认为休息时交感神经系统张力增高增加白天和夜间收缩压和舒张压,但对 MBPS 无影响。

2. 肾素 - 血管紧张素 - 醛固酮系统激活　血浆中肾素、血管紧张素和醛固酮清晨时段为分泌高峰,可通过扩大血容量,促进肾上腺髓质和交感神经末梢释放儿茶酚胺等机制,显著升高血压。

3. 基因的影响　研究发现具有不同的下丘脑激素基因表达的小鼠,由于基因表达不同,影响MBPS。

4. 其他内分泌体液因素及血液流变学变化,如内皮素 -1 及肾上腺皮质激素水平升高、脑型利钠肽分泌增加、纤溶活性改变等,晨间血小板易于聚集,血液黏度增高,可以通过增加外周阻力使血压升高。

5. 清晨时段动脉压力感受器敏感性降低、动脉粥样硬化、小动脉重构(内径变小,壁 / 腔比例增加)、血管收缩反应性增强、氧化应激等因素也导致了清晨血压的升高。

6. 其他因素,如睡眠质量、空腹血糖、年龄、性别、种族、社会经济地位、夜间温度、醒后剧烈运动、季节(特别是冬季)、吸烟、酗酒等,也在 MBPS 形成的过程中起着重要作用。

❤ 为何要重视晨峰血压

晨峰血压(MBPS)导致靶器官损害的机制非常复杂。该时段内儿茶酚胺活性水平的陡升可引起一系列不利效应,如心率、血压迅速增高心肌耗氧量增加,心肌供氧减少,凝血活动增强而纤溶活动减弱,血小板聚集力增强,心肌缺血阈值降低等,可能是清晨时心血管事件簇集现象的病理生理基础。凌晨时血压的迅速升高显著增加心肌耗氧量,可能对心血管事件的高发起着促进作用。近年来,多数研究表明晨峰血压与靶器官损害有明显相关性。也有研究表明,在非杓型血压患者中,MBPS升高,可以降低患者全因死亡率。

1. 晨峰血压与心脏疾病　MBPS增高与左心室质量指数(LVMI)和左心室向心性肥厚、脉搏传导速度、QRS波群离散度增加等相关。在一个20例高血压患者的MBPS的研究中,调整了年龄、体重指数、性别、24小时收缩压之后,发现MBPS增加与左心室肥大显著相关。研究表明,即使血压水平控制良好的高血压患者,MBPS增高也独立于24小时平均血压,白天血压变异,夜间血压下降程度,导致心肌重塑。在一个对睡眠呼吸障碍,睡眠时暂停每小时>5次,其他方面健康的140例儿童研究发现,睡眠呼吸障碍可以引起MBPS增高,导致左心室肥大,心肌重塑。

2. 晨峰血压与脑血管疾病　在一个519例老年高血压患者的研究中发现,MBPS增高发生脑血管事件的风险性增加,且独立于24小时动态血压水平和夜间血压下降程度。在日本进行一个年龄≥40岁,1430例中风患者长达10.4年的研究发现,MBPS增高可以引起脑卒中增加。

3. 晨峰血压与肾脏疾病　　具有晨峰现象的高血压患者尿微量白蛋白排泄增加，慢性肾功能不全患者 MBPS 明显增高，均能够明确 MBPS 对肾脏的损害。

4. 晨峰血压与动脉粥样硬化　　既往研究结果证实，MBPS 增高与颈动脉粥样硬化密切相关。但是新近也有研究认为颈动脉粥样硬化与 MBPS 增高无关，而与动态血压水平和血压变异性有关。在 MBPS 增高的高血压患者无症状颈部动脉斑块的研究中发现，颈部动脉斑块泛素 - 蛋白酶活性增强，导致动脉硬化斑块不稳定，易导致斑块破裂。

另外研究发现，MBPS 增高可以引起视网膜分支静脉阻塞。

♥ 动态血压监测的适应证有哪些

动态血压监测主要有 3 个方面的临床应用：①诊断高血压，提高高血压诊断的准确性；②评估心血管风险，提高心血管风险评估的水平；③评估降压治疗的效果，提高降压治疗的质量，充分发挥降压治疗预防心脑血管并发症的作用。由于动态血压监测持续时间较长（≥24 小时），监测前后需要专业技术支持，目前的服务能力还存在不足，资源有限，而高血压的患病人数众多,需求量大,造成供需矛盾。因此,只能选择极少数人,在最需要的时候,进行动态血压监测。

进行动态血压监测的对象包括:①诊室或家庭血压监测发现血压升高,怀疑"高血压"者,血压的平均值在1~2级高血压范围内,即140~179/90~109mmHg;②确诊高血压并已接受降压治疗者,若≥2种药足量治疗,血压仍未达标,即多次测得诊室血压平均值仍≥140/90mmHg,或家庭血压平均值≥135/85mmHg;③确诊高血压并已接受降压治疗者,若血压已达标,即多次测量的诊室血压平均值<140/90mmHg,仍发生了心脑血管并发症,如脑卒中、心力衰竭、心肌梗死、肾功能不全等,或新出现了靶器官损害,如蛋白尿、左心室肥厚、腔隙性脑梗死等,或靶器官损害进行性加重;④未服用降压药,诊室血压<140/90mmHg,但家庭血压≥135/85mmHg或诊室或家庭血压120~139/80~89mmHg,但出现了靶器官损害,如蛋白尿、左心室肥厚、腔隙性脑梗死等,而并无糖尿病、血脂异常、吸烟等其他心血管危险因素者。

临床上如何掌握动态血压的应用指征

动态血压的应用指征:

1. 可疑白大衣高血压

——诊室诊断为 1 级高血压。

——不合并无症状器官损害和总体心血管风险低的高诊室血压患者。

2. 可疑隐匿性高血压

——诊室内测量正常血压高值。

——合并无症状器官损害或总体心血管风险高的正常诊室血压患者。

3. 鉴别高血压患者的白大衣效应

4. 同次或不同就诊时诊室血压差异较大

5. 自发、体位、餐后、午睡后及药物诱导的低血压

6. 孕妇诊室血压升高或可疑先兆子痫

7. 鉴别是否为顽固性高血压

8. 诊室血压与家庭自测血压不一致

9. 评估血压昼夜节律和血压变异性

10. 可疑夜间高血压或夜间血压不下降,如合并睡眠呼吸暂停、慢性肾脏病(CKD)或糖尿病的患者

 动态血压监测结果如何判定,有何意义

血压指标:目前用于诊断高血压的动态血压指标主要包括 24 小时、白天、夜间所有血压读数收缩

压与舒张压的平均值。白天与夜间最好以动态血压监测日记卡所记录的起床与上床时间为准。如果未记录日常活动信息，也可根据固定时间段定义白天（8：00—20：00，共 12 小时）和夜间（23：00—5：00，共 6 小时）。该狭窄时间段定义去除了 5：00—8：00 与 20：00—23：00 两个血压大幅度迅速变化的时间段。新疆、西藏等西部省区应按照北京时间顺延 2 小时，即白天为 10：00—22：00，夜间为 1：00—7：00。近来，清晨起床后 2 小时内所有测量值的平均值所定义的清晨血压的重要性受到特别关注。

诊断高血压的标准是 24 小时平均收缩压/舒张压≥130/80mmHg、白天≥135/85mmHg 或夜间≥120/70mmHg；通过与诊室血压对比，可以进一步确立以下诊断，包括未服药者的"白大衣性高血压"（诊室血压≥140/90mmHg，而 24 小时、白天、夜间血压均正常），"隐蔽性高血压"（诊室血压<140/90mmHg，而 24 小时、白天或夜间血压升高），正在接受降压治疗患者的"白大衣性未控制高血压"及"隐蔽性未控制高血压"（血压判别标准同未治疗者）。不论是否接受降压药物治疗，如果清晨血压≥135/85mmHg，都可以诊断"清晨高血压"。

夜间血压的下降幅度、清晨血压的升高情况、相邻血压读数之间的变异情况以及动态动脉硬化指数

（AASI）等指标可以帮助有经验的临床医师进行更全面的风险评估或作出更合理的预后判断，相关的研究很多，但尚无统一的正常值标准，需要进一步研究。许多动态血压计软件报告血压负荷值，即超过正常值的血压读数占所有有效读数的百分比。近来研究显示，在已经考虑收缩压与舒张压的平均值后，血压负荷对靶器官损害或并发症的风险并无附加的预测价值。

动态血压监测过程中也检测脉率，并可衍生出多个血压与脉率关系的指标，比如以血压与脉率的乘积评估心血管风险，以收缩压变化与脉率变化的比值评估自主神经功能，以血压的夜间下降情况及脉率的快慢情况评估盐敏感性等。这些指标的临床意义尚需进一步研究，但脉率本身在血压管理中仍可能具有临床意义，除了可以预测心血管事件之外，也可能有助于确定是否需要使用β受体阻滞剂等降压药物。

❤ 何谓血压变异性，有何意义

血压变异性即血压变异系数，采用各时段动态血压的标准差除以动态血压均值可分别求出24小时、日间、夜间血压变异系数，即个体在单位时间内血压波动的程度，反映血压随心血管的反应性、昼夜节律、行为及心理的变化程度。

血压变异性根据其发生原因分为生理性变异、病理性变异以及药物引起的变异。生理性变异即在正常生理调节下存在的血压变异,是机体为了适应活动或器官的需要而产生的,主要受自主神经调控。在早晨睡醒前后的一段时间内,由于交感神经及肾素 - 血管紧张素 - 醛固酮系统的活动,可使早晨血压上升,在上午 10 点左右可达最高;高峰后血压缓慢降低直至下午 15 点开始形成第二峰,下午 18 点后血压则缓慢降低,入睡则进一步降低,在深睡眠时,大约 2 点达低谷,早晨的血压又开始升高,成双峰一谷;同时,血压随着体力活动状态的变化发生相应变化。正常的血压变异性不仅可以适应机体活动的血压,而且具有保护重要脏器的功能。然而,当动脉弹性减低、高钠低钾饮食或肾脏排钠障碍导致的血容量增加以及自主神经,特别是交感神经对心血管系统的调节功能减退时,可出现病理性血压变异,通常表现为血压变异程度的增大。

❤ 老年高血压有何特点

1. 流行病学特点 据 2002 年原卫生部组织的全国居民 27 万人营养与健康状况调查资料显示,我国 60 岁及以上人群高血压的患病率为 49%。即约每 2 位 60 岁以上人中就有 1 人患高血压。老年高血压常与多种疾病并存,并发症多,常并发冠心病、心力衰竭、脑血管疾病、肾功能不全、糖尿病等。我国人群脑卒中发生率远高于西方人群。若血压长期控制不理想,更易发生靶器官损害。

2. 临床特点

(1) 收缩压增高,脉压增大:老年单纯收缩期高血压占高血压的 60%,随着年龄增长其发生率增加,同时脑卒中的发生率急剧升高。老年人脉压与总死亡率和心血管事件呈明显正相关。

(2) 血压波动大:血压"晨峰"现象增多,高血压合并直立性低血压和餐后低血压者增多。老年人血压波动大,影响治疗效果,血压急剧波动时,可明显增加发生心血管事件的危险。

(3) 常见血压昼夜节律异常:血压昼夜节律异常的发生率高,表现为夜间血压下降幅度 <10%(非杓型)或超过 20%(超杓型);导致心、脑、肾等靶器官损害的危险增加。

(4) 白大衣高血压增多。

(5) 假性高血压增多:指袖带法所测血压值高于动脉内测压值的现象(收缩压升高≥10mmHg 或舒张压升高≥15mmHg),可见于正常血压或高血压老年人。

上述高血压的临床特点与老年动脉硬化性血管壁僵硬度增加及血压调节中枢功能减退有关。

（注：直立性低血压指在改变体位为直立位的 3 分钟内，收缩压下降 >20mmHg 或舒张压下降 >10mmHg，同时伴有低灌注的症状，如头晕或晕厥。老年单纯收缩期高血压伴有糖尿病、低血容量，应用利尿剂、血管扩张药或精神类药物者容易发生直立性低血压。老年餐后低血压指餐后 2 小时内每 15 分钟测量血压 1 次，与餐前比较收缩压下降 >20mmHg；或餐前收缩压 ≥100mmHg，但餐后 <90mmHg；或虽餐后血压仅有轻微降低，但出现心脑缺血症状（心绞痛、乏力、晕厥、意识障碍）。）

❤ 老年高血压治疗过程中需注意哪些问题

老年高血压患者降压治疗时降压药应从小剂量开始，降压速度不宜过快，治疗过程中需密切观察有无脑循环低灌注及心肌缺血相关症状、药物不良反应；对于高龄、体质较弱、多种疾病并存者更应加强监测。老年高血压患者常同时存在多种心血管疾病的危险因素和（或）靶器官损害，应认真选择降压药物，避免因药物选择不当或矫枉过正对患者产生不利影响。多数老年高血压患者需要联合应用 2 种或2 种以上降压药物才能达到降压目标，强调老年人降压治疗应为多种药物联合、逐步使血压达标,多数患者联合应用降压药物时需从小剂量开始,逐渐增加药物种类及剂量。根据老年患者的个体特征、并存的临床及合并用药情况,选择降压药物有助于获得更好的降压效果,在降压治疗的同时还应积极评估并干预患者的其他心血管危险因素。在药物治疗初期以及调整治疗方案过程中,应注意监测立位血压,避免因直立性低血压或过度降压给患者带来的伤害。对于体位效应明显者应根据其坐、立位血压判断血压是否达标。

❤ 年轻人群高血压有何特点

在众多指南和文章中提及"儿童及青少年高血压"较多,很少提及年轻人群高血压这一概念。但随着生活节奏加快,经济水平提高,这类人群越来越多,也很难从年龄上去划分,很难确切定义。年轻人群高血压患者的血压以舒张压增高为主,脉压不大,心率相对较快,血压增高程度以轻、中度高血压多见,病程短,靶器官损害相对轻。这类人群常常伴有肥胖、高脂饮食,作息不规律等。由于是社会的中坚力量,这类人群应当被广泛关注。

♥ 年轻人群高血压应采取哪些治疗措施

根据青年高血压患者的发病特点,通过生活方式改善和药物治疗尽量纠正可控制的危险因素是非常重要的。

1. 改善生活方式

(1)健康知识和高血压知识的宣教,包括高血压的病程及危害,以及及早防治的益处。

(2)健康生活方式,包括低盐低脂饮食、戒烟限酒、减轻体重。研究显示,血压与缺少体育锻炼呈正相关,而有氧运动有利于降血压,故应坚持规律的体育锻炼。

(3)进行心理认知行为健康辅导,减轻患者心理压力和紧张、焦虑和恐惧情绪,并尽量避开噪声大的环境。

2. 药物治疗 如果青年高血压患者血压持续轻中度升高,通过改善生活方式不能让血压下降达到目标值者;或高血压2级以上(中度);或合并有糖代谢异常/糖尿病或代谢综合征;或者已经有心、脑、肾靶器官损害和并发症;或者高血压患者经心血管危险分层为高危和极高危者,必须使用药物强化治疗。

药物治疗除最大限度地降血压达标外,还应结合患者的病情和病理生理改变、有无并发症、药物不良反应、青年患者所从事的职业和费用等综合考虑，全面控制并存的危险因素，保护心脑肾等重要脏器免受损害。

❤ 什么是顽固性高血压，如何处理

　　顽固性高血压是指在改善生活方式的基础上，应用了足量且合理联合的 3 种降压药物（包括利尿剂）后，血压仍在目标水平之上，或至少需要 4 种药物才能使血压达标时，称为顽固性高血压（或难治性高血压），约占高血压患者的 15%~20%。

　　1. 顽固性高血压原因的筛查　①判断是否为假性顽固性高血压：常见为测压方法不当（如测量时姿势不正确、上臂较粗者未使用较大的袖带）；单纯性诊室（白大衣）高血压。结合家庭自测血压、动态血压监测可使血压测定结果更接近真实。②寻找影响高血压的病因和并存的疾病因素：包括与药物应用有关的原因，如患者顺从性差（未坚持服药）、降压药物选择使用不当（剂量偏低、联合用药不够合理），以及仍在应用拮抗降压的药物（如口服避孕药，肾上腺类固醇类、可卡因、甘草、麻黄等）；未改变不良生活方式或改变失败（体重增加或肥胖、吸烟、重度饮酒）；容量负荷过重（利尿剂治疗不充分、高盐摄入、

进展性肾功能不全);以及伴慢性疼痛和长期焦虑等。患者可能存在 1 种以上可纠正或难以纠正的原因。③排除上述因素后,应启动继发性高血压的筛查。

2. 顽固性高血压的处理原则

（1）此类患者最好转高血压专科治疗。

（2）多与患者沟通,提高长期用药的依从性,并严格限制钠盐摄入。

（3）选用适当的联合方案:先采用 3 种药的方案,如血管紧张素转化酶抑制剂（ACEI）或血管紧张素受体阻滞剂（ARB）+钙通道阻滞剂＋噻嗪类利尿剂,或由血管扩张药、减慢心率药和利尿剂组成的 3 药联合方案,能够针对血压升高的多种机制,体现平衡的高效降压的特点,往往可以奏效。效果仍不理想者可再加用一种降压药如螺内酯、β 受体阻滞剂、α 受体阻滞剂或交感神经抑制剂（可乐定）。

（4）调整联合用药方案:在上述努力失败后,可在严密观察下停用现有降压药,重启另一种治疗方案。

♥ 80 岁以上老年人群血压降到什么程度较合适,依据何在

根据目前大型临床试验的结果,建议 80 岁以上

老年高血压人群降压的目标值为 <150/80mmHg。主要参考依据来源于 HYVET（Hypertension in the very elderly trial，高龄老年高血压试验）研究。

　　HYVET 为高龄老年高血压患者的降压治疗提供了重要证据，是迄今唯一针对 80 岁以上高龄老年高血压患者的大规模临床试验。该研究采用多中心、随机、双盲、安慰药对照设计，共入选 3845 名高龄老年高血压患者，其坐位收缩压 160~199mmHg，和（或）坐位舒张压 90~109mmHg，随机分为降压治疗组（吲哚帕胺缓释片 1.5mg/d，若 3 个月后血压未达标，加用培哚普利 2~4mg）和安慰药组。其主要终点为致死性或非致死性卒中事件发生率，次要终点为总死亡率、心血管死亡率、心脏性死亡率、卒中死亡率以及骨折发生率。1.8 年的随访结果显示，治疗组平均血压 144/78mmHg，安慰药组平均血压 161/84mmHg，治疗组较安慰药组血压水平下降 15.0/6.1mmHg。治疗组 48% 患者降压达标，对照组仅 19.9% 达标（P<0.001）。治疗组中 25.8% 患者单用吲达帕胺缓释片，74.2% 患者需联合应用培哚普利。与安慰药组相比，降压治疗组全因死亡率降低 21%（P=0.02），致死性和非致死性脑卒中发生率降低 30%（P=0.06），脑卒中死亡降低 39%（P=0.05），致死性和非致死性心力衰竭降低 64%（P<0.001），严重心血管事件（指心血管或脑卒中死亡、心肌梗死、心

力衰竭）发生率降低 34%（*P*<0.001）。HYVET 研究的结果提示，经过选择的、健康状况相对良好的 80 岁以上老年高血压人群将血压控制在 150/80mmHg 以内，可从降压治疗中获益。

❤ 控制血压为何不主张血管紧张素转化酶抑制剂和血管紧张素受体阻滞剂联合使用，依据何在

以往强调"肾素 - 血管紧张素系统（RAS）在心血管疾病以及肾脏疾病的发生和发展过程中起着至关重要的作用"以及只要"阻断 RAS 就能够多环节、全方位地阻断心血管事件链"，但是 ONTARGET（长期单独使用替米沙坦及与雷米普利联合应用的全球终点试验）研究中雷米普利和替米沙坦对 RAS 系统的双重阻断与单用雷米普利比较，并没有使慢性稳定性冠心病以及包括糖尿病在内的冠心病等危症患者，在降低主要复合终点事件方面进一步受益；虽然使新诊断的糖尿病、心房颤动以及心力衰竭的发生有所减少，但远不及一般的预测。临床上阻断 RAS 系统的另一个主要目的是延缓慢性肾脏病的进程，众多证据表明血管紧张素转化酶抑制剂（ACEI）/ 血管紧张素受体阻滞剂（ARB）对肾功能的保护作用比其他降压药物更好。ACEI 和 ARB 两类药物都能减少尿蛋白，小型临床研究表明两药联合更好；据此判

21

断两类药物联合应能更好地保护或改善肾功能，几乎所有的肾脏病专家和部分心血管专家一直持有此种观点，并在临床施行之。然而 ONTARGET 研究中两类药物联合反而使低血压反应、肾功能和心绞痛恶化、因心绞痛住院和需要做血管重建术事件有所增加。

就在人们认为双重阻断 RAS 系统使高危心血管病患者需要透析的比例极少而不以为然时，2008年8月又发表了 ONTARGET 研究的肾脏分支研究。该分支研究表明，ACEI 联合 ARB 组的主要肾脏病预后事件（透析、血肌酐翻倍以及死亡的联合终点）和次要肾脏病预后事件（透析、血肌酐翻倍的联合终点）发生的风险均明显高于单用 ACEI 组（$P=0.037$ 和 $P=0.038$）。联合治疗组估算的肾小球滤过率每年减少 6.11ml/min，远高于 ACEI 组（每年减少 2.821ml/min）和 ARB 组（每年减少 4.12ml/min）。

ONTARGET 研究的这些重要发现，给我们带来了很大的困惑和进一步的思考。为什么对 RAS 系统双重阻断的结果令人失望？就人们目前的认识水平要回答这一问题还十分困难，因为 RAS 系统对于疾病的病理生理的调控作用太复杂。实际上，人们并不清楚 Ang Ⅱ 长期兴奋 AT_2、AT_3 以及 AT_4 受体究竟利大于弊，还是弊大于利。虽经大量的临床试验证实 ACEI 或 ARB 对于糖尿病肾病患者具有良好的肾脏保护作用,但直至 ONTARGET 研究之前,还缺乏在Ⅲ期和Ⅳ期慢性肾病患者中长期联合使用 ACEI 和 ARB 的安全性资料。与 ONTARGET 研究十分类似,一项于 2007 年发表的荟萃分析结果表明,联合应用 ACEI 和 ARB,可使心肌梗死后左心室功能不全患者的有症状低血压和肾功能恶化的发生分别增加 1.48 倍(95% 可信区间 1.33~3.18 倍)和 1.61 倍(95% 可信区间 1.31~1.98 倍),可使慢性心力衰竭患者上述两项并发症发生的相对风险分别增加 1.5 倍(95% 可信区间 1.09~2.07 倍)和 2.2 倍(95% 可信区间 1.59~2.97 倍)。

❤ 降压药物怎样联合使用较合适

联合用药的方法:两药联合时,降压作用机制应具有互补性,同时具有相加的降压作用,并可互相抵消或减轻不良反应。例如,在应用 ACEI 或 ARB 基础上加用小剂量噻嗪类利尿剂,降压效果可以达到甚至超过将原有的 ACEI 或 ARB 剂量倍增的降压幅度。同样加用二氢吡啶类钙通道阻滞剂也有相似效果。

联合用药方案:① ACEI 或 ARB+ 噻嗪类利尿剂:ACEI 和 ARB 可使血钾水平略有上升,能拮抗噻嗪类利尿剂长期应用所致的低血钾等不良反应。

ACEI 或 ARB+ 噻嗪类利尿剂合用有协同作用,有利于改善降压效果。②二氢吡啶类钙通道阻滞剂 +ACEI 或 ARB:钙通道阻滞剂具有直接扩张动脉的作用,ACEI 或 ARB 既扩张动脉、又扩张静脉,故两药合用有协同降压作用。二氢吡啶类钙通道阻滞剂常见的不良反应为踝部水肿,可被 ACEI 或 ARB 抵消。CHIEF 研究(中国高血压干预效果研究)表明,小剂量长效二氢吡啶类钙通道阻滞剂 +ARB 初始治疗高血压患者,可明显提高血压控制率。此外,ACEI 或 ARB 也可部分阻断钙通道阻滞剂所致反射性交感神经张力增加和心率加快的不良反应。③钙通道阻滞剂 + 噻嗪类利尿剂:FEVER 研究(非洛地平降低事件研究)证实,二氢吡啶类钙通道阻滞剂 + 噻嗪类利尿剂治疗,可降低高血压患者脑卒中发生的风险。④二氢吡啶类钙通道阻滞剂 +β 受体阻滞剂:钙通道阻滞剂具有的扩张血管和轻度增加心率的作用,恰好抵消 β 受体阻滞剂的缩血管及减慢心率的作用。两药联合可使不良反应减轻。

我国临床主要推荐应用优化联合治疗方案:二氢吡啶类钙通道阻滞剂 +ARB;二氢吡啶类钙通道阻滞剂 +ACEI;ARB+ 噻嗪类利尿剂;ACEI+ 噻嗪类利尿剂;二氢吡啶类钙通道阻滞剂 + 噻嗪类利尿剂;二氢吡啶类钙通道阻滞剂 +β 受体阻滞剂。次要推荐使用的联合治疗方案:利尿剂+β受体阻滞剂;α受体阻滞剂+β受体阻滞剂;二氢吡啶类钙通道阻滞剂+保钾利尿剂;噻嗪类利尿剂+保钾利尿剂。

不常规推荐的但必要时可慎用的联合治疗方案:ACEI+β受体阻滞剂;ARB+β受体阻滞剂;ACEI+ARB;中枢作用药+β受体阻滞剂。

多种药物联合使用的方案:①3种药联合的方案:在上述各种两药联合方式中加上另一种降压药物便构成三药联合方案,其中二氢吡啶类钙通道阻滞剂+ACEI(或ARB)+噻嗪类利尿剂组成的联合方案最为常用;②4种药联合的方案:主要适用于难治性高血压患者,可以在上述三药联合基础上加用第4种药物如β受体阻滞剂、螺内酯、可乐定或α受体阻滞剂等。

❤ 何谓妊娠高血压

妊娠高血压分为慢性高血压、妊娠期高血压和先兆子痫3类。慢性高血压指的是妊娠前即证实存在或在妊娠的前20周即出现的高血压。妊娠期高血压为妊娠20周以后发生的高血压,不伴有明显蛋白尿,妊娠结束后血压可以恢复正常。先兆子痫为发生在妊娠20周以后的血压升高伴临床蛋白尿(24小时尿蛋白≥300mg);其中重度先兆子痫定义为血压≥160/110mmHg,有大量蛋白尿,并出现头痛、视力模糊、肺水肿、少尿和实验室检查异常(如血小板计数下降、转氨酶异常),常合并胎盘功能异常。

妊娠高血压的降压治疗策略:非药物措施(限盐、富钾饮食、适当活动、情绪放松)是妊娠合并高血压安全和有效的治疗方法,应作为药物治疗的基础。由于所有降压药物对胎儿的安全性均缺乏严格的临床验证,而且动物实验中发现一些药物具有致畸作用,因此,药物选择和应用受到限制。妊娠期间的降压用药不宜过于积极,治疗的主要目的是保证母子安全和妊娠的顺利进行。治疗的策略、给药时间的长短及药物的选择取决于血压升高的程度,以及对血压升高所带来危害的评估。在接受非药物治疗措施以后,血压≥150/100mmHg时应开始药物治疗,治疗目标是将血压控制在130~140/80~90mmHg。

❤ 妊娠合并高血压如何处理

1. 轻度妊娠高血压 药物治疗并不能给胎儿带来益处,也没有证据证明可以预防先兆子痫的发生,此时包括限盐在内的非药物治疗是最安全有效的处理方法。在妊娠的最初20周,由于全身血管张力降低,患者血压可以恢复正常。在继续非药物治疗下,可以停用降压药物。对于妊娠前高血压、存在靶器官损害或同时使用多种降压药物的患者,应根据妊娠期间血压水平调整药物剂量,原则上采用尽可能少的药物种类和剂量,同时应充分告知患者,妊娠早期用药对胎儿重要脏器发育影响的不确定性。血压轻度升高的先兆子痫,由于其子痫的发生率仅0.5%,不建议常规应用硫酸镁,但需要密切观察血压和尿蛋白变化以及胎儿状况。

2. 重度妊娠合并高血压　治疗的主要目的是最大限度降低母亲的患病率和病死率。在严密观察母婴状态的前提下,应明确治疗的持续时间、降压目标、药物选择和终止妊娠的指征。对重度先兆子痫,建议静脉应用硫酸镁,密切观察血压、腱反射和不良反应,并确定终止妊娠的时机。

♥ 妊娠合并高血压的降压药物如何选择

必要时谨慎使用降压药物。常用的静脉降压药物有拉贝洛尔和硫酸镁;口服药物包括β受体阻滞剂、阿米洛利、肼屈嗪或钙通道阻滞剂等;硫酸镁是治疗严重先兆子痫的首选药物(表2)。妊娠期间禁用 ACEI 或 ARB。

表2 妊娠合并高血压的降压药物选择

药物名称	降压机制	常用剂量	安全级别	注意事项
甲基多巴	降低脑干交感神经张力	200~500mg，2~4次/天	B	抑郁、过度镇静、直立性低血压
拉贝洛尔	α、β受体阻滞剂	50~200mg，1次/12小时，最大600mg/d	C	胎儿心动过缓；孕妇皮肤瘙痒
美托洛尔	β₁受体阻滞剂	25~100mg，1次/12小时	C	胎儿心动过缓；胎盘阻力增高
氢氯噻嗪[a]	利尿、利钠	6.25~12.50mg/d	B	大剂量影响胎盘血流
硝苯地平	抑制动脉平滑肌细胞钙内流	5~20mg，1次/8小时，或缓释制剂10~20mg，1次/12小时	C	低血压
硫酸镁[b]	神经肌肉阻滞剂，具有抑制钙离子内流的作用	5g稀释至20ml静脉缓慢推注，维持1~2g/h，或5g稀释至20ml深部肌内注射，每4小时重复。总量：25~30g/d	A	低血压、肌无力

注：[a]在胎盘循环已经降低的患者（先兆子痫或胎儿降低的患者），慎用利尿剂；[b]尿量<600ml/24h，呼吸<16次/分钟、膝反射消失，需及时停药。

安全分级：A 为在有对照组的早期妊娠的对照组的早期妊娠女性中未显示对胎儿的危险，但无孕妇的对照组，可能对胎儿的伤害极小；B 为在动物的对照组的对照组，但在早期孕妇的对照组，或对动物生殖实验显示有不良反应，但在早期妊娠组中并不能肯定其不良反应；C 为在动物的研究中证实对胎儿有不良反应，但在妇女和动物研究中无可以利用的资料，药物仅在衡对胎儿的利大于弊时给予。

什么是围术期高血压

围术期高血压是指外科手术住院期间（包括手术前、手术中和手术后，一般 3~4 天）伴发的急性血压增高（收缩压、舒张压或平均动脉压超过基线 20%以上）。手术后高血压常开始于术后 10~20 分钟，可能持续 4 小时。如果不及时治疗，患者易发生出血、脑卒中和心肌梗死。在围术期的过程中出现短时间血压增高，并超过 180/110mmHg 称为围术期高血压危象，其发生率为 4%~35%。既往有高血压病史，特别是舒张压超过 110mmHg 者易发生围术期血压波动。易发生高血压的手术类型有：颈动脉、腹部主动脉、外周血管、腹腔和胸腔手术。严重高血压易发生在以下手术过程中：心脏、大血管（颈动脉内膜剥脱术、主动脉手术）、神经系统和头颈部的手术，此外还有肾脏移植以及大的创伤等（烧伤或头部创伤）。

围术期高血压的降压目标是什么

治疗目的是保护靶器官功能。降压目标取决于手术前患者血压情况，一般应降至基线的 10%；易出血或严重心力衰竭患者可以将血压降至更低。需严密监测患者对治疗的反应并及时调整降压药物剂量。轻中度原发性高血压且不伴代谢紊乱或心血管系统异常时,不需延期手术。3级高血压(≥180/110mmHg)应权衡延期手术的利弊再做决定。如在围术期出现高血压急症,通常需要静脉给予降压药物,即刻目标是在30~60分钟内使舒张压降至110mmHg,或降低10%~15%,但不超过25%。如果患者可以耐受,应在随后的2~6小时将血压降低至160/100mmHg。主动脉夹层患者降压速度应更快,在24~48小时内将血压逐渐降至基线水平。应选用那些起效迅速、作用时间短的药物,如拉贝洛尔、艾司洛尔、尼卡地平、硝酸甘油、硝普钠和非诺多泮。

❤ 围术期高血压如何防治

高血压患者在手术前应继续降压治疗,术前数日宜换用长效降压药物并在手术当天早晨继续服药。有证据表明,术前β受体阻滞剂的应用可以有效减少血压波动、心肌缺血以及术后心房颤动的发生,还可降低非心脏手术的死亡率。反之,停用β受体阻滞剂和可乐定可以引起血压和心率的反跳。不能口服的患者可以使用静脉或舌下含服的β受体阻滞剂,也可以使用可乐定皮肤贴剂。术中血压骤升应积极寻找并及时处理各种可能的原因,如疼痛、血容量过多、低氧血症、高碳酸血症和体温过低等。

肾实质性高血压的诊断依据是什么

肾实质性高血压的诊断依赖于：①肾脏实质性疾病病史；蛋白尿、血尿及肾功能异常多发生在高血压之前或同时出现。②体格检查往往有贫血貌、肾区肿块等。常用的实验室检查包括：血、尿常规；血电解质（钠、钾、氯）、肌酐、尿酸、血糖、血脂；24 小时尿蛋白定量或尿白蛋白与肌酐比值、12 小时尿沉渣检查，如发现蛋白尿、血尿及尿白细胞增加，则需进一步行中段尿细菌培养、尿蛋白电泳、尿相差显微镜检查，明确尿蛋白、红细胞来源及排除感染；肾脏 B 超：了解肾脏大小、形态及有无肿瘤，如发现肾脏体积及形态异常，或发现肿物，则需进一步做肾脏 CT/MRI 以确诊并查病因；眼底检查；有条件的医院可行肾脏穿刺及病理学检查。

原发性醛固酮增多症及其引发高血压的特点有哪些

原发性醛固酮增多症是由于肾上腺皮质病变致醛固酮分泌增多，引起储钠排钾，体液容量扩张而抑制了肾素 - 血管紧张素系统，属于不依赖肾素 -

血管紧张素的盐皮质激素过多症。此病约占高血压患者的 0.4%~2%。临床表现：①早期：仅有高血压，无低血钾症状，醛固酮分泌增多及肾素系统受抑制，导致血浆醛固酮/肾素比值上升。②高血压、轻度钾缺乏期：血钾轻度下降或呈间歇性低血钾或在某种诱因下（如用利尿药）出现低血钾。③高血压，严重钾缺乏期：高血压为最常出现的症状，一般不呈恶性演进，随病情进展，血压渐高，部分患者可出现脑卒中。神经肌肉功能障碍：出现肌无力及周期性瘫痪、肢端麻木等。肾脏表现：慢性失钾致肾小管上皮细胞变性，出现夜尿多，继发口渴、多饮，易并发尿路感染，尿蛋白增多，少数发生肾衰竭。心脏表现：常见阵发性室上性心动过速，最严重时可发生心室颤动；儿童患者有生长发育障碍；低钾可造成糖耐量减低。

血、尿生化检查：①低血钾：一般为 2~3mmol/L，往往呈持续性，也可为间歇性；早期患者血钾正常。②高血钠：血钠一般在正常高限或略高于正常。③碱血症：血 pH 和 CO_2 正常高限或略高于正常。④尿钾高，尿钠排出量较摄入量为少或接近平衡。尿液检查：尿 pH 为中性或偏碱性，尿比重较为固定而减低。醛固酮测定：原发性醛固酮增多症中血、尿醛固酮皆增高。肾素、血管紧张素Ⅱ测定：醛固酮增高而肾素、血管紧张素Ⅱ基础值降低为原发性醛固酮增多症的特点,如两者皆高,则应考虑继发性醛固酮增多症。

🖤 嗜铬细胞瘤引发高血压的特点有哪些

临床特征:①高血压:为阵发性或持续性伴阵发性加重;压迫腹部、活动、情绪变化或排大、小便可诱发高血压发作;一般降压药治疗常无效。②高血压发作时伴头痛、心悸、多汗三联征表现。③高血压患者同时有直立性低血压。④高血压患者伴糖、脂代谢异常,腹部肿物。⑤高血压伴有心血管、消化、泌尿、呼吸、神经等系统相关体征,但不能用该系统疾病解释的高血压患者应进行嗜铬细胞瘤的临床评估及确诊检查。

嗜铬细胞瘤的诊断依赖于肿瘤的准确定位和功能诊断,CT、MRI 可以发现肾上腺或腹主动脉旁交感神经节的肿瘤,对肾上腺外嗜铬细胞瘤诊断的敏感性较低,而间位碘苄胍扫描弥补了 CT、MRI 的缺点,尤其是对肾上腺外、复发或转移肿瘤的定位具有一定的优势,对于嗜铬细胞瘤的定位诊断具有重要的价值。嗜铬细胞瘤的功能诊断主要依赖于生化检测体液中的儿茶酚胺含量,其中包括肾上腺素、去甲肾上腺素和多巴胺及其代谢产物;间甲肾上腺素类物质是儿茶酚胺的代谢产物,具有半衰期较长、不易产生波动、受药物影响小的特点,被认为其诊断价值优于儿茶酚胺的测定。多数嗜铬细胞瘤为良性,手术切除是最有效的治疗方法。

♥ 肾动脉狭窄如何诊断

(1)恶性或顽固性高血压。

(2)原来控制良好的高血压失去控制。

(3)高血压并有腹部血管杂音。

(4)高血压合并血管闭塞证据(冠心病、颈部血管杂音、周围血管病变)。

(5)无法用其他原因解释的血清肌酐升高。

(6)ACEI 或 ARB 降压幅度大或诱发急性肾功能不全。

(7)与左心功能不匹配的发作性肺水肿。

(8)高血压并两肾大小不对称。

线索越多,则肾动脉狭窄的可能性越大,但单凭临床线索作出正确诊断的可能性不到一半。目前有许多无创诊断方法,主要包括两方面:肾动脉狭窄的解剖诊断[多普勒超声、磁共振血管成像(MRA)、计算机体层摄影血管造影(CTA)]和功能诊断(卡托普利肾图、分肾肾小球滤过率、分肾静脉肾素活性),可根据临床需要和医院的技术条件予以选择。有创检查经动脉血管造影目前仍是诊断肾动脉狭窄的金标准。

何谓高血压脑病，诊断要点有哪些

高血压脑病的主要表现是血压尤其是舒张压突然升高，患者有严重头痛、呕吐和意识障碍，轻者仅有烦躁、意识模糊，严重者发生抽搐、昏迷。也可有一过性失明、失语、偏瘫等表现。发生机制可能为血压急剧升高，超过了脑血管自动调节的极限，脑血管被动性扩张，脑灌注过多，血管内液体渗入脑血管周围组织，引起脑水肿及颅内高压。

诊断要点：有血压突然上升的经过，以舒张压为主，常高于 120mmHg。常有过度劳累、紧张、精神打击等诱发因素。有脑水肿和颅内压高的症状，如弥漫性头痛、恶心、呕吐、烦躁不安、视力模糊、黑蒙、抽搐、意识障碍、昏迷。有眼底变化，如视网膜渗出、出血、视乳头水肿。有时可产生一过性偏瘫、失语、病理神经反射，需与脑血管病鉴别。

何谓高血压危象

高血压危象是指短期内血压急剧升高，舒张压超过 120mmHg 或 130mmHg 并伴一系列严重症状，甚至危及生命的临床现象。高血压危象包括高血压急症和高血压重症。在高血压病程中,由于交感神经活动亢进,血中儿茶酚胺增高致全身细小动脉发生暂时性强烈痉挛,血压明显升高,出现剧烈头痛、烦躁、眩晕、心悸、气急、多汗、恶心、呕吐、面色苍白或潮红及视力模糊等症状。严重者可出现心绞痛、肺水肿或高血压脑病。血压以收缩压显著升高为主(可达 260mmHg),也可伴舒张压升高(120mmHg 以上)。发作历时短暂,控制血压后病情可迅速好转,但易复发。

♥ 何谓高血压急症

高血压急症是指原发性或继发性高血压患者,在某些诱因作用下,血压突然和明显升高(一般超过 180/120mmHg),同时伴有进行性心、脑、肾等重要靶器官功能不全的表现。高血压急症包括高血压脑病、颅内出血(脑出血和蛛网膜下腔出血)、脑梗死、急性心力衰竭、肺水肿、急性冠脉综合征(不稳定型心绞痛、急性非 ST 段抬高型心肌梗死和 ST 段抬高型心肌梗死)、主动脉夹层、子痫等,应注意血压水平的高低与急性靶器官损害的程度并非呈正比。一部分高血压急症并不伴有特别高的血压值,如并发于妊娠期或某些急性肾小球肾炎的患者,但如血压不及时控制在合理范围内会对脏器功能产生严重影响,甚至危及生命,处理过程中需要高度重视。并发急性肺水肿、主动脉夹层、心肌梗死者,即使血压仅为中度升高,也应视为高血压急症。

高血压急症如何处理

当怀疑高血压急症时,应进行详尽的病史收集、体检和实验室检查,评价靶器官功能受累情况,以尽快明确是否为高血压急症。但初始治疗不要因为对患者整体评价过程而延迟。

高血压急症的患者应进入急诊抢救室或加强监护室,持续监测血压;尽快应用适合的降压药;酌情使用有效的镇静药以消除患者恐惧心理;并针对不同的靶器官损害给予相应的处理。

高血压急症需立即进行降压治疗以阻止靶器官进一步损害。在治疗前要明确用药种类、用药途径、血压目标水平和降压速度等。在临床应用时需考虑到药物的药理学和药物代谢动力学作用对心排出量、全身血管阻力和靶器官灌注等血流动力学的影响,以及可能发生的不良反应。

在严密监测血压、尿量和生命体征的情况下,应视临床情况的不同使用短效静脉降压药物。降压过程中要严密观察靶器官功能状况,如神经系统症状和体征的变化、胸痛是否加重等。由于已经存在靶器官的损害,过快或过度降压容易导致组织灌注压降低,诱发缺血事件。所以起始的降压目标并非使血压正常,而是渐进地将血压调控至不太高的水平,最大限度地防止或减轻心、脑、肾等靶器官损害。

一般情况下,初始阶段(数分钟到1小时内)血压控制的目标为平均动脉压的降低幅度不超过治疗前水平的25%。在随后的2~6小时内将血压降至较安全水平,一般为160/100mmHg左右,如果可耐受这样的血压水平,临床情况稳定,在以后24~48小时逐步降低血压达到正常水平。降压时需充分考虑到患者的年龄、病程、血压升高的程度、靶器官损害和合并的临床状况,因人而异地制订具体方案。如果患者为急性冠脉综合征或以前没有高血压病史的高血压脑病(如急性肾小球肾炎、子痫所致等),初始目标血压水平可适当降低。若为主动脉夹层,在患者可以耐受的情况下,降压的目标应低至收缩压100~110mmHg,一般需要联合使用降压药,并要给予足量β受体阻滞剂。降压的目标还要考虑靶器官特殊治疗的要求,如溶栓治疗等。一旦达到初始靶目标血压,可以开始口服药物,静脉用药逐渐减量至停用。

在处理高血压急症时,要根据患者具体临床情况做其他相应处理,争取最大限度保护靶器官,并针对已经出现的靶器官损害进行治疗。

（徐　燕　姚成增）

参考文献

1. 刘力生. 中国高血压防治指南 2010[J]. 中华高血压杂志,2011,19
（8）:701-743.

2. 张建,华琦. 高血压病个体化治疗[M]. 北京:人民卫生出版社,
2001:38-39.

3. 张大喜,周晓芳. 老年晨峰血压增高的识别与防治进展[J]. 实用
医院临床杂志,2012,9（6）:202-205.

4. 高传玉. 心脏病学进展 2012[M]. 北京:科学技术文献出版社,
2012:51-62.

5. 高传玉. 心脏病学进展 2012[M]. 北京:科学技术文献出版社,
2012:82.

6. 中国高血压联盟,中国医师协会高血压专业委员会血压测量与监
测工作委员会,《中华高血压杂志》编委会. 动态血压监测临床应
用中国专家共识[J]. 中华高血压杂志,2015,23（8）:727-730.

7. 姚婧璠,杨骏,贾娇坤,等. 欧洲高血压学会/欧洲心脏病学会:高
血压管理指南（第一部分）[J]. 中国卒中杂志,2014,9（1）:46-66.

8. 中华医学会心血管病学分会,中国老年学学会心脑血管病专业委
员会. 老年高血压的诊断与治疗中国专家共识（2011 版）[J]. 中国
医学前沿杂志（电子版）,2012,4（2）:31-39.

9. 孙宁玲,赵连友 . 高血压诊治新进展［M］. 北京:人民军医出版社,
   2011:284-289.

10. 刘力生 . 中国高血压防治指南 2010［J］. 中华高血压杂志,2011,
    19(8):701-743.

11. 陈鲁原 . ONTARGET 系列研究带来对阻断 RAS 治疗策略的进一
    步思考［J］. 循证医学,2008,8(6):321-323.

12. 杨曼 . 原发性醛固酮增多症［J］. 中国临床医生杂志,2014,42
    (11):90-91.

13. 徐蓉娟 . 内科学［M］. 北京:中国中医药出版社,2007:120-121.

14. 张建,华琦 . 高血压病个体化治疗［M］. 北京:人民卫生出版社,
    2001:343.

冠心病篇

❤ 冠状动脉造影的适应证有哪些

1. 已确诊为冠心病,但内科药物治疗效果欠佳,拟行冠状动脉旁路移植术(CABG)或经皮腔内冠状动脉成形术(PTCA)者。

2. 心肌梗死后再发心绞痛或运动试验阳性者。

3. 有胸痛病史,但疼痛症状不典型,临床上怀疑冠心病但不能确诊者。

4. 过去虽无心绞痛发作或心肌梗死病史,但心电图有缺血性 ST-T 改变或病理性 Q 波而不能以其他原因解释者。

5. 瓣膜性心脏病如果有动态 ST-T 改变,可能合并有冠心病,宜行冠状动脉造影。但心脏瓣膜病患者拟行心脏手术治疗,即使没有 ST-T 改变,亦应行冠状动脉造影。

6. 先天性心脏病患者易合并先天性冠状动脉畸形,为手术时不损伤冠状动脉并于手术中纠正可以纠正的大的冠脉畸形,术前需行冠状动脉造影。

7. 在急性心肌梗死早期(起病 6 小时内),可行冠状动脉内溶栓或急诊 PTCA,当急性心肌梗死合并有难治性休克,或室间隔穿孔需行紧急心脏手术时,均需行冠状动脉造影。

8. 原因不明的心功能不全、心脏扩大、心律不齐的病人,当临床难以确诊时,常需行冠状动脉造影以明确病因。

9. 已确诊为冠心病病人的追踪观察,在第 1 次冠状动脉造影之后,如病情加重,可再次进行冠状动脉造影,以了解病变的进展情况。

10. 冠状动脉旁路移植术后再发心绞痛,为了解桥血管是否通畅,有否出现新的病变,需做冠状动脉造影,包括桥血管造影。

11. 从事特殊职业者(如飞行员等)的健康检查。

❤ 冠状动脉旁路移植术的指征有哪些

1. 心绞痛　经内科治疗不易缓解,影响正常的工作和生活,又经冠状动脉造影发现冠状动脉主干或主要分支有 70% 以上狭窄,且其远端通畅者。左冠状动脉主干严重狭窄者容易发生猝死,应视为冠状动脉旁路移植术的适应证。

2. 急性心肌梗死　急性心肌梗死 6 小时以内行急诊主动脉 - 冠状动脉旁路移植术,可改善梗死区心肌血运,缩小坏死区。近来,这种手术的危险性已接近择期手术。

3. 冠状动脉严重狭窄　冠状动脉左主干病变或多支病变(前降支、回旋支、右冠状动脉等有重度狭窄者,狭窄程度超过 75%),且 Syntax 评分 ≥33 分,均应优选冠状动脉旁路移植术。

 何谓"心肌桥"

正常情况下,冠状动脉及其分支走行于心外膜下心肌表面。当冠状动脉或其分支的某个节段行走于室壁心肌纤维之间,被形似桥的心肌纤维覆盖,在心脏收缩时出现暂时性管腔狭窄甚至闭塞,则被心肌纤维覆盖的动脉段称为壁冠状动脉,这段心肌纤维称为冠状动脉心肌桥(简称心肌桥,myocardial bridging,MB)。据报道,心肌桥尸解检出率15%~85%,但行选择性冠状动脉造影的检出率仅0.5%~16.0%。人种中黄种人和黑种人出现率较高,以男性多见。心肌桥可单个或多个出现,多发生在左前降支的中远段,偶见于回旋支、后降支、右冠状动脉及其他冠状动脉血管。

Ferreira等将心肌桥分成2型,分别为"表浅型"(主要走行于室间沟内)和"纵深型"(主要走行于靠近右心室的室间隔内)。纵深型较表浅型少见,且覆盖其上的肌束更长,心肌桥与壁冠状动脉血管外膜之间还可隔以脂肪组织、神经组织和疏松结缔组织。心肌桥长度各家报道不一,从4mm到30mm不等,厚度多在0.3mm~2.8mm左右。

心肌桥有哪些临床表现

心肌桥临床表现多种多样，差异较大。许多患者可长期无明显症状，也有不少患者有心肌缺血表现，特别在劳累、运动、情绪激动时，心肌缺血症状加重，可导致心绞痛、室性心动过速、房室传导阻滞、急性冠脉综合征、心肌顿抑（即心肌短时间内缺血再灌注后出现一过性可逆的收缩功能降低），甚至心源性猝死。大部分患者多于劳累或活动后发生，也有于夜间睡眠、情绪激动时发生。其症状各异，较常见的为不典型胸痛和劳力性心绞痛，且使用硝酸甘油疗效欠佳，有的使用后症状加重。目前认为其轻重程度不同的临床表现与冠状动脉受压程度有关，一般认为心肌桥压迫性狭窄超过40%时可出现胸闷、胸痛等心绞痛症状。心肌桥合并近段血管病变的患者临床症状亦较明显。此外，心肌桥还可与心肌病、冠心病及心脏瓣膜病等其他器质性心脏病并存，使临床表现更加复杂化。

 心肌桥如何进行诊断

冠状动脉造影是诊断心肌桥的金标准。其诊断标准为至少一个投照体位上发现冠状动脉呈典型的一过性收缩期狭窄(可呈线状、串珠状狭窄或显影不清,甚至完全不显影),而舒张期管径正常,显影清晰,这种现象称为"挤奶效应"。由于心肌桥最常见于冠状动脉左前降支,故左前斜 50°+ 头位 30°、后前位 + 头位 30° 两个投照位较易发现和判断其狭窄程度。但并非所有的心肌桥都可通过冠状动脉造影检出,这与心肌桥的长度、宽度、与相应壁冠状动脉的位置关系、冠状动脉周围组织情况、血管扩张药和收缩药的应用、造影技术、投照体位及观察者的经验等诸多因素有关。

血管内超声是近些年来诊断心肌桥的又一重要手段,可通过实时、横断面成像来显示管腔内及血管壁情况。葛均波等通过血管内超声发现壁冠状动脉上方有一高度特异性半月形无回声区域,存在于整个心动周期。轻度心肌桥患者造影无明显狭窄,而血管内超声可有特征性改变,据此我们可发现冠状动脉造影阴性的轻度心肌桥患者,以提高临床检出率。

多数心肌桥患者的心电图正常,重症或有临床症状者可有胸前导联 $V_3 \sim V_6$ 或 $V_4 \sim V_6$ 缺血性 ST-T 改变,可能与位于左前降支的心肌桥影响左心室前侧壁、心尖部血供有关。还有部分患者心电图可有早期复极综合征表现。24 小时动态心电图可发现一过性心肌缺血。核素心肌显像可反映不同部位心肌的放射性分布稀疏,提示供血不足,但难以鉴别其原因。

❤ 心肌桥如何进行治疗

心肌桥的治疗原则是减轻心肌桥下壁冠状动脉的压迫。治疗措施主要有药物治疗、介入治疗和手术治疗。

心肌桥的治疗主要取决于患者的临床症状。无心肌缺血相关症状者无需治疗,有症状者应避免剧烈运动,首选药物治疗。对少数经药物治疗后仍有明显症状的患者,可考虑选择支架置入术,但需谨慎判断血管情况,避免血管穿孔的发生。对于冠状动脉造影显示有严重的收缩期狭窄(>75%),或形态上表现为深陷于心肌内,舒张期壁冠状动脉管腔不能恢复正常,或血管内超声证实肌桥段血管腔较小,或介入治疗后发生支架内再狭窄的患者,需考虑手术治疗。目前缺乏大规模的研究比较药物治疗、支架置入术和手术治疗对心肌桥患者的治疗效果,故有创性治疗的适应证和治疗方式仍应谨慎选择。

药物治疗包括β受体阻滞剂、非二氢吡啶类钙通道阻滞剂和抗血小板药等。其中β受体阻滞剂作为首选,它可减慢心率,减轻收缩期压迫,提高冠状动脉血流储备,以改善患者症状和提高运动耐量。

张国辉等通过静脉滴注β受体阻滞剂,发现心肌桥近段和远段的冠状动脉血流储备均可增加,且远段血流储备接近于近段水平。有报道服用β受体阻滞剂6个月后,心绞痛症状和核素心肌显像所示缺血表现可明显改善,其远期疗效还有待进一步证实。非二氢吡啶类钙通道阻滞剂主要应用于β受体阻滞剂有禁忌或有冠状动脉痉挛者,可降低心肌收缩力,缓解冠状动脉痉挛,延长舒张期,改善心肌缺血,是目前治疗心肌桥的另一有效药物。此外,加用阿司匹林等抗血小板药物有助于预防冠状动脉内血栓形成。至于硝酸酯类,目前存在争议,它可反射性加快心率,加重冠状动脉受压,同时因其扩张冠状动脉后引起受挤压段血管相对性狭窄加重,可使心绞痛加重甚至诱发,故应尽量避免长期使用。但心绞痛发作时可使用硝酸酯类药物缓解症状,可能是通过缓解合并的冠状动脉痉挛起作用。其他增强心肌收缩力的药物如强心苷类也应避免使用。

❤ 何谓R波递增不良,有何临床意义

心前导联R波递增不良是一种较常见的心电图改变,其表现为心前导联R波在$V_1 \sim V_5$(V_6)导联未能逐渐增高或反而逐渐降低(正常情况下心前导联从V_1到V_5R波逐渐增高,S波逐渐变浅)。此种

情况可见于正常变异,也可为心肌梗死的一种表现。因此,如何正确判断与识别,更好地为临床提供可靠的诊断有着重要意义。

1. 右心室肥厚 ①A 型右心室肥厚:又称"右前型右心室肥大",为典型右心室肥大图像,多为重症病例,提示右心室既有压力明显增高,又有容量扩大。见于肺动脉瓣狭窄、发绀型法洛四联症,二尖瓣狭窄右心室显著肥大者也可出现。心电向量改变水平面 QRS 环呈顺钟向运转,环绝大部分位于右前方,额面 QRS 向量环明显偏向右方。心电图则表现为 V_1 导联出现高宽的 R 波及 T 波倒置,V_5、V_6 导联的 S 波异常深,至 V_5 的 R/S<1,同时有 I 导联呈 rS 波,电轴显著右偏。结合临床症状,查体有心脏杂音及心脏超声检查可明确诊断。②C 型右心室肥大:又称"右后型心室肥大",常见于慢性肺源性心脏病,心脏位置垂直,显著顺钟向转位。心电向量表现,水平面上 QRS 环呈逆钟向转位,环的主体位于右后方,除 QRS 环初始向量投在各心前导联轴的正侧外,其余大部分 QRS 向量均投影在轴的负侧,故心电图表现 V_1~V_6 均呈 rS 型波,同时表现有肺型 P 波,心电轴右偏,肢体导联 QRS 低电压,结合临床有慢性咳喘病史,查体有桶状胸、肺部啰音及胸部 X 线检查可以明确诊断。

2. 右位心 ①真正右位心:又称"镜影右位

心"，其心脏不但位于胸腔右侧，且左右心室的解剖关系也发生倒置，即心尖向右，左心室位于右心室的右后方，主动脉在右侧，恰与正常心脏位置的方向相反。心电图表现：胸导联波形恰与正常相反，自 $V_1 \sim V_5$ 导联 R 波逐渐减低，而 S 波则逐渐变深。同时有 I 导联 P、QRS、T 波均向下，类似正常 I 导联图形的翻转，II 与 III 导联图形互换，aVL 与 aVR 导联图形互换，aVF 导联与正常相同。心脏听诊心音在右侧明显，胸部 X 线检查可明确诊断。②右旋心：也称"假性右位心"，指心脏大部分位于右胸腔内，心尖指向右前，但各心腔间的左右关系基本维持正常，是由于心脏在发育过程中下降和向左旋转不良，甚至向右旋转所致。心电图表现：$V_1 \sim V_3$ 导联 QRS 波电压增高，且多呈 Rs 型波，V_5、V_6 的电压减低且常伴有 T 波倒置。但窦性心律时 P 波在各导联均呈直立，在 I 导联 QRS 及 T 波均为倒置，在 aVF 导联均为正向。胸部 X 线检查可明确诊断。

3. 前壁心肌梗死　为左冠状动脉前降支的左侧支或回旋支的一部分阻塞，其梗死部位不包括室间隔，故不影响初始向量，心电向量表现为横面初始向量正常，偏向右前，并做顺钟向运转，QRS 环的最大向量多在左后。由于 QRS 的初始向量接近平行于 V_1 导联轴，而垂直于 V_3 导联轴，所以心电图必然出现 $R_{V3} < R_{V2} < R_{V1}$，此时 R_{V3} 常 <1.5mm，I 导联

R<4mm 同时伴有胸前导联 ST 段抬高,T 波倒置,结合临床有心前区疼痛及实验室检查有心肌酶改变可以诊断。

4. 正常变异　正常人心前导联 R 波递增不良的发生率约为 7%,但此时 R_{V3} 常 >1.5mm,R_I >4mm,胸前导联无 ST 段抬高及 T 波倒置,临床无症状,各种心脏功能检查无异常发现。

总之,心前导联 R 波递增不良的诊断必须密切结合临床才能作出正确的诊断。

❤ 何谓一级预防和二级预防,冠心病的二级预防原则是什么

一级预防即防发病,预防疾病的发生;二级预防即防事件,有了某种疾病后再次预防发生类似的事件。

冠心病的二级预防即 A、B、C、D、E。

A 即血管紧张素转化酶抑制剂(ACEI),不能耐受者换用 ARB、抗血栓药物(阿司匹林、氯吡格雷;急性冠脉综合征患者加用低分子肝素)。

B 即 β 受体阻断剂(β-blocks,减慢心率、减轻心肌氧耗进而能抗缺血)、控制血压(Blood pressure control)。

C 即香烟(Cigarette)和胆固醇(Cholesterol),指

戒烟和他汀类药物的使用。

D 即饮食（Diet）和糖尿病（Diabetes），指控制饮食、注意饮食和控制糖尿病。

E 即运动训练（Excise）和宣教（Education），指冠心病患者应当运动、并且应当对其进行一定程度的宣教。

 何谓稳定型心绞痛

即稳定型劳力性心绞痛，是最常见的心绞痛类型。指由心肌缺血缺氧引起的典型心绞痛发作，其临床表现在 1~3 个月内相对稳定，即发作的部位、疼痛性质、持续时间、缓解方式、诱发因素基本无变化。即每日或每周疼痛发作次数大致相同，诱发疼痛的劳力和情绪激动程度相同，每次发作疼痛的性质和疼痛的部位无改变，疼痛时限相仿，用硝酸甘油后也在相近的时间内发生疗效。

 何谓不稳定型心绞痛

不稳定型心绞痛属于急性冠脉综合征范畴。不稳定型心绞痛是介于稳定型心绞痛和急性心肌梗死之间的临床状态，包括了除稳定型劳力性心绞痛以外的初发型、恶化型劳力性心绞痛和各型自发性心绞痛。它是在粥样硬化病变的基础上,发生了冠状动脉斑块破裂、内膜下出血、破损处血小板与纤维蛋白凝集形成血栓、冠状动脉痉挛以及远端小血管栓塞引起的急性或亚急性心肌供氧减少所致。若不稳定型心绞痛伴血清心肌坏死标志物[尤其是心肌肌钙蛋白(cTn)]的动态变化(升高或降低),可确立急性非 ST 段抬高型心肌梗死。

❤ 不稳定型心绞痛临床表现的基本特征有哪些

不稳定型心绞痛的临床表现一般具有以下 3 个特征之一:①静息或夜间发生心绞痛常持续 20 分钟以上;②新近发生的心绞痛(病程在 2 个月内)且程度严重;③近期心绞痛逐渐加重(包括发作的频度、持续时间、严重程度和疼痛放射到新的部位)。发作时可有出汗、皮肤苍白湿冷、恶心、呕吐、心动过速、呼吸困难、出现第三或第四心音等表现。而原来可以缓解心绞痛的措施此时变得无效或不完全有效。

❤ 不稳定型心绞痛临床如何处理

美国心脏病学会(ACC)和美国心脏协会(AHA)发布的 2014 版非 ST 段抬高型急性冠脉综合征(NSTE-ACS)患者管理指南采用了新的名称和术语,

用 NSTE-ACS 替代了不稳定型心绞痛和非 ST 段抬高型心肌梗死（NSTEMI），反映了目前临床上对这种频发而且紧急的心脏疾病的思考方式。

新指南主要更新要点有：

1. 对于胸痛患者或者其他症状提示急性冠脉综合征（ACS）的患者，应该进行 12 导联心电图检查，在到达急诊的 10 分钟内评估缺血改变。

2. 所有出现与 ACS 相符症状的患者应立即检测心脏特异的肌钙蛋白（肌钙蛋白 I 或 T）水平，并在症状出现后 3~6 小时进行检测，以确定这一指标的上升或下降模式。

3. 没有下列任何情况的患者应该在首个 24 小时内口服 β 受体阻滞剂：①心力衰竭征象；②低输出量的证据；③心源性休克风险增加；④其他 β 受体阻滞剂的禁忌证（例如，PR 间期 >0.24 秒，Ⅱ度或Ⅲ度心脏传导阻滞且未安装心脏起搏器，活动期哮喘，或气道反应性疾病）。

4. 所有无禁忌证的 NSTE-ACS 患者均应开始或继续高强度他汀类药物治疗。

5. 所有无禁忌证的 NSTE-ACS 患者无论是接受早期介入治疗还是缺血指导的治疗策略，均应给予 P2Y12 抑制剂（氯吡格雷或替格瑞洛）联合阿司匹林治疗 12 个月。接受经皮冠状动脉介入（PCI）治疗的患者应使用 P2Y12 抑制剂（氯吡格雷、普拉格雷或替格瑞洛）治疗至少 12 个月。对于接受早期介入治疗或缺血指导策略的 NSTE-ACS 患者，在选用 P2Y12 抑制剂时替格瑞洛优先于氯吡格雷是合理的。对于接受 PCI 治疗且非出血高危的 NSTE-ACS 患者，在选用 P2Y12 抑制剂时普拉格雷（PCI 治疗期间开始使用）优先于氯吡格雷是合理的。

6. 无论初始治疗策略如何，所有 NSTE-ACS 患者均推荐给予抗凝联合抗血小板治疗。对于 NSTE-ACS 患者，PCI 治疗后应停止抗凝治疗，除非有令人信服的理由需要继续该治疗。

7. 难治性心绞痛或血流动力学/电不稳定的 NSTE-ACS 患者（无严重并发症或介入禁忌证）应采取紧急/直接介入策略。对于临床实践风险升高、初期稳定的 NSTE-ACS 患者（无严重并发症或介入禁忌证）应采取早期介入策略。早期介入策略不推荐用于以下患者：①有广泛的并发症者，如肝、肾、肺衰竭及癌症患者；②血运重建风险及并发症可能超过获益的患者；③肌钙蛋白阴性、ACS 可能性较小的急性胸痛患者，特别是女性。

❤ 何谓变异型心绞痛，临床应当如何处理

1959 年，Prinzmetal 等首次描述了冠状动脉痉挛引起的心绞痛和心电图改变，称之为变异型心绞痛。

随后,研究证实变异型心绞痛患者存在可诱导的冠状动脉痉挛,从而将变异型心绞痛统称为血管痉挛性心绞痛(vasospastic angina,VSA)。

血管痉挛性心绞痛的诊断标准包括 3 个方面:①典型的临床表现,在疼痛发作时,硝酸甘油治疗有效,且至少存在以下情况中的 1 项:a. 静息性心绞痛,尤其是夜间和凌晨发作的心绞痛;b. 活动耐力存在昼夜变化,早晨活动耐力较低;c. 过度换气可诱发心绞痛;d. 钙通道阻滞剂治疗有效,而 β 受体阻滞剂无效。②心电图记录到发作期间的心肌缺血性改变,发病时至少在两个导联中有以下任何 1 项改变:ST 段抬高≥0.1mV;ST 段压低≥0.1mV;新出现的负向 U 波。③证实有冠状动脉痉挛:自发或激发(乙酰胆碱、麦角新碱或过度通气)试验时出现一过性完全或次全冠脉闭塞(>90% 狭窄)伴心绞痛症状及心电图改变。

治疗方面首先应控制危险因素和诱发因素,药物治疗主要包括钙通道阻滞剂(CCB)和硝酸酯类。其中,钙通道阻滞剂是疗效最肯定且应用最广泛的防治冠脉痉挛的药物,它能阻断 Ca^{2+} 内流,降低平滑肌细胞内 Ca^{2+} 浓度,从而使冠状动脉扩张。地尔硫草和贝尼地平可以作为首选,若效果欠佳或不能耐受,可换用不同的 CCB;若单一药物治疗控制不理想,可以联合应用 CCB 和硝酸酯类;若仍不理想可以换用 CCB 与尼可地尔联合;若冠脉痉挛合并显著血管狭窄或心肌桥,在使用 CCB 及硝酸酯类无效的情况下,方可考虑 CCB 和(或)硝酸酯类与 β 受体阻滞剂的联合应用。所有血管痉挛性心绞痛患者均不主张单用 β 受体阻滞剂治疗。

❤ 临床常用的抗缺血药物有哪些,各有何禁忌

临床常用的抗缺血药物有:

1. β 受体阻滞剂 有利于缩小心肌梗死面积,减少复发性心肌缺血、再梗死、心室颤动及其他恶性心律失常,对降低急性期病死率有肯定的疗效。无禁忌证的 ST 段抬高型心肌梗死(STEMI)患者应在发病后 24 小时内常规口服 β 受体阻滞剂(Ⅰ,B)。建议口服美托洛尔,从低剂量开始,逐渐加量。若患者耐受良好,2~3 天后换用相应剂量的长效控释制剂。

以下情况时需暂缓或减量使用 β 受体阻滞剂:①心力衰竭或低心排血量;②心源性休克高危患者(年龄 >70 岁、收缩压 <120mmHg、窦性心律 110 次/分钟);③其他相对禁忌证:P-R 间期 >0.24 秒、Ⅱ 度或 Ⅲ 度房室传导阻滞(AVB)、活动性哮喘或反应性气道疾病。发病早期有 β 受体阻滞剂使用禁忌证的 STEMI 患者,应在 24 小时后重新评估并尽早使用(Ⅰ,C);STEMI 合并持续性心房颤动、心房扑动并出

现心绞痛,但血流动力学稳定时,可使用β受体阻滞剂(Ⅰ,C);STEMI合并顽固性多形性室性心动过速(室速),同时伴交感兴奋电风暴表现者可选择静脉β受体阻滞剂治疗(Ⅰ,B)。

2. 硝酸酯类　静脉滴注硝酸酯类药物用于缓解缺血性胸痛、控制高血压或减轻肺水肿(Ⅰ,B)。在静脉滴注硝酸甘油过程中应密切监测血压(尤其大剂量应用时),如出现心率明显加快或收缩压≤90mmHg,应降低剂量或暂停使用。使用硝酸酯类药物时可能出现头痛、反射性心动过速和低血压等不良反应。如硝酸酯类药物造成血压下降而限制β受体阻滞剂的应用时,则不应使用硝酸酯类药物。此外,硝酸酯类药物会引起青光眼患者眼压升高;24小时内曾应用磷酸二酯酶抑制剂(治疗勃起功能障碍)的患者易发生低血压,应避免使用。

3. 钙通道阻滞剂　不推荐STEMI患者使用短效二氢吡啶类钙通道阻滞剂;对无左心室收缩功能不全或AVB的患者,为缓解心肌缺血、控制心房颤动或心房扑动的快速心室率,如果β受体阻滞剂无效或禁忌使用(如支气管哮喘),则可应用非二氢吡啶类钙通道阻滞剂(Ⅱa,C)。STEMI后合并难以控制的心绞痛时,在使用β受体阻滞剂的基础上可应用地尔硫䓬(Ⅱa,C)。STEMI合并难以控制的高血压患者,可在血管紧张素转化酶抑制剂(ACEI)或血管紧张素受体阻滞剂（ARB）和 β 受体阻滞剂的基础上应用长效二氢吡啶类钙通道阻滞剂（Ⅱb,C）。

何谓 X 综合征

Kemp 于 1973 年提出,Cannon 等建议称其为"微血管性心绞痛",是指具有劳力性心绞痛或心绞痛样不适的症状,活动平板心电图运动试验有 ST 段压低等心肌缺血的证据,而冠状动脉造影示冠脉正常或无阻塞性病变的一组临床综合征。目前认为本病是由小冠状动脉内皮依赖性舒张功能障碍、异常的神经刺激或代谢障碍等多种因素所致,以反复发作劳力性心绞痛为主要表现,疼痛亦可在休息时发生。发作时或负荷后心电图可示心肌缺血表现,部分患者超声心动图可示节段性室壁运动异常,核素心肌灌注扫描可发现节段心肌灌注减低和再分布征象。本病多见于绝经期前女性,冠心病的危险因素不明显,疼痛症状不甚典型,冠状动脉造影未见有意义的狭窄但常见血流缓慢和冠脉血流储备降低,治疗反应不稳定但预后良好。

心绞痛的临床特点有哪些

临床特点即发作的诱发因素、持续时间、缓解方式、疼痛的性质和部位。典型的心绞痛发作是突然发生的位于胸骨体上段或中段之后,可波及大部分心前区,界限不很清楚,可放射至左肩、左上肢内侧达无名指和小指,或至颈、咽或下颌部;诱发因素多为劳累、情绪激动(发怒、焦急、过度兴奋)、饱餐或寒冷刺激,甚至吸烟时(并且应当在活动或劳作过程中出现症状,而不是在长时间活动或劳作以后出现),贫血、心动过速或休克亦可诱发;疼痛出现后常逐渐加重,3~5 分钟内逐渐消失,不超过 15 分钟;可数天或数周发作 1 次,亦可 1 天内多次发作;缓解方式多为休息或含服硝酸甘油在 1~2 分钟内缓解,很少超过 5 分钟(不应当为锤击心前区、进食、饮水等缓解);疼痛的性质为压榨性、闷胀感或窒息性疼痛,但不尖锐,不像针刺或刀割样痛,偶伴濒死感,重者还可汗出,发作时病人常不自觉地停止原来的活动。

心绞痛的 5 个特点中,疼痛的性质和部位可以不典型,如部分心绞痛患者可以出现牙痛、背痛、上肢疼痛,也有心绞痛表现为上腹部不适者;但诱发因素、缓解方式和持续时间多应当符合心绞痛特点。

♥ 心绞痛应当和哪些疾病鉴别

- X 综合征
- 心脏神经症

- 急性心肌梗死
- 心肌桥
- 肋间神经痛
- 其他心脏病引起的心绞痛
- 其他系统的疾病（如消化系统疾病等）

♥ 何谓心尖球形综合征，其临床表现有何特点

心尖球形综合征最早由日本的 Hikaru Sato 发现，并被命名为 Tako-tsubo 心肌病（Tako-tsubo cardiomyopathy）。其临床特征包括胸痛、心电图改变和轻度心肌酶升高，类似急性心肌梗死。影像学显示独特的左心室室壁运动异常，其形状类似窄的瓶颈和圆形的瓶底，与急性心肌梗死不同的是，这种室壁运动异常的范围超过单支冠脉供血范围，更为重要的是，它是一过性、可逆性的，绝大多数可在 1 个月之内恢复。

在 ST 段抬高型急性冠脉综合征中，心尖球形综合征的比例为 2.2%。心尖球形综合征在老年人中比年轻人多见，女性比男性多见。应激被认为是心尖球形综合征的关键性诱因，大多数患者存在心理应激（如亲属亡故、争吵等）或者躯体应激（如剧烈运动），但也有部分患者的应激因素并不明确。误诊心尖球形综合征可能导致错误治疗，甚至引致严重

后果。例如,接受溶栓治疗后可能导致严重出血,甚至死亡;也可能终生接受防治冠心病的多种药物,造成医疗资源的严重浪费。治疗心尖球形综合征的主要措施是对症和支持性治疗。心尖球形综合征患者的预后良好,但大约5%的患者可在2年内再次发病。

目前使用最广泛的是梅奥诊所诊断标准,包含以下4个部分:

（1）出现短暂性左心室（也常发生于右心室）室壁节段性运动异常,可累及或不累及心尖,并超出一支心外膜冠脉供血分布区。（需要后续的影像学检查证明心室功能障碍是短暂的）

（2）无阻塞性冠状动脉疾病或血管造影显示无急性斑块破裂。（心尖球形综合征极少发生于患有阻塞性冠状动脉粥样硬化的患者）

（3）新出现心电图异常［ST段抬高和（或）T波倒置］或者心肌肌钙蛋白中度升高。

（4）排除心肌炎、头颅创伤、脑出血和嗜铬细胞瘤。

胸痛可见于心血管科哪些疾病

急性胸痛患者应考虑心绞痛、心肌梗死、主动脉瓣狭窄、肥厚性梗阻型心肌病、主动脉夹层、急性心包炎、心肌炎、心尖球形综合征等疾病。

❤ 何谓心肌梗死后综合征

心肌梗死后综合征又称 Dressler 综合征、后期心包炎,急性心肌梗死后发病率为 1%~3%,于心肌梗死后数周至数月内出现,并可反复发生。其发病机制尚不明确,推测为自身免疫反应所致。而 Dressler 认为它是一种过敏反应,是机体对心肌坏死物质所形成的自身抗原的过敏反应。临床上可表现为突然起病,发热,胸膜性胸痛,白细胞计数升高和血沉增快,心包或胸膜摩擦音可持续 2 周以上。超声心动图可发现心包积液,少数患者可伴有少量胸腔积液或肺部浸润。

❤ 急性心肌梗死的常见并发症有哪些,如何预防

急性心肌梗死后并发症分为机械性、缺血性和炎症性。

机械性并发症:心室游离壁破裂、室间隔穿孔、乳头肌功能失调或断裂、室壁膨胀瘤。

缺血性并发症:梗死延展、再梗死。

炎症性并发症:早期心包炎、后期心包炎。

预防措施:尽早开通梗死相关动脉、恢复有效心

肌血流再灌注。

 右心室梗死的三联征是什么,其心电图表现如何

因人体冠状动脉大部分为右冠优势型(85%),下壁心肌梗死中近一半有右心室缺血,但只有10%~15%有明确的血流动力学异常。下壁心肌梗死时的低血压、无肺部湿啰音和颈静脉压升高的临床三联征,是右心室梗死的特征。右胸导联 V_4R 上 ST 段上抬 0.1mV 是右心室梗死的最特异性表现。

右心室梗死的治疗原则有哪些

右心室心肌梗死的治疗有别于左心室心肌梗死,某些治疗策略甚至完全相反。

1. 维持最佳右心室前负荷 ①容量负荷:右心室心肌梗死时因急性右心功能不全致左心室充盈不足,心排出量下降,当并发低血压或休克时,治疗的目标是改善右心排血量降低和将左心室舒张末期压调至最适前负荷水平,以改善降低的左心排血量。右心室心肌梗死伴低血压时给予容量负荷是首选治疗,并注意保持适当的尿量。②避免使用硝酸酯类药和利尿剂、血管扩张药:常规用于左心室梗死的药物如硝酸酯和利尿剂影响前负荷,当有右心室缺血时,此类药物可降低右心室充盈,右心前负荷过度减少,最终使心搏出量进一步减少,诱发或加重低血压。③维持房室同步性:房室同步是维持足够右心室前负荷的又一重要措施。据报道,48%的右心室梗死患者发生高度房室传导阻滞,过缓心律失常可导致房室不协调性。下壁心肌梗死合并房室传导阻滞,常提示更大范围的梗死,也是合并右心室心肌梗死的常见并发症。当发生高度房室传导阻滞时,心房对心室充盈作用丧失,故应及时恢复。可选用阿托品,当阿托品无效时宜选用人工心脏起搏器,若无条件实施人工心脏起搏器,使用阿托品又无效可试用小剂量异丙肾上腺素。近期也有使用氨茶碱可恢复急性房室传导阻滞的窦性节律的报道。右心室梗死时致右心房负荷增加、右心房压升高、右心房扩张,易伴发心房颤动或快速性室上性心律失常,严重影响血流动力学变化,宜迅速电转复。

2. 正性肌力支持 经适当补液后心输出量仍不能增加,宜及时联合应用正性肌力药。通常多巴酚丁胺纠治低血压或休克作用差,临床常用多巴胺或多巴胺联合间羟胺。

3. 并发左心功能不全时需降低右心室后负荷 动脉血管扩张药如硝普钠,对同时存在组织灌注不良和肺淤血时常为首选,降低后负荷有利于右心排空,降低右心房压,增加静脉回流,增加心搏出量。血管扩张药有降低血压加重休克的危险,常与多巴胺、多巴酚丁胺联合应用改善血流动力学变化。

4. 主动脉内球囊反搏术　由于右心室肌灌注有赖于灌注压,右心室心肌梗死合并低血压或休克时,主动脉内球囊反搏术虽不能直接改善右心室收缩性,但可以通过提高冠脉灌注压改善缺血心肌灌流,提高右心室肌收缩性,改善右心功能。

5. 再灌注　溶栓、直接经皮腔内冠状动脉成形术(PTCA)、急诊冠状动脉旁路移植术(CABG),积极冠脉再灌注治疗可改善右心室血供,缩小梗死范围,阻止心室重构,增加右心室射血分数;及时再灌注治疗,尤其右冠状动脉的持续开通使房室传导阻滞转复为正常窦性心律,有利于血流动力学迅速改善,降低死亡率。

❤ 溶栓的适应证和禁忌证有哪些

1. 适应证　①发病 12 小时以内,预期首次医疗接触(FMC)至经皮冠状动脉介入(PCI)时间延迟大于 120 分钟,无溶栓禁忌证(Ⅰ,A);②发病 12~24 小时仍有进行性缺血性胸痛和至少 2 个胸前导联或肢体导联 ST 段抬高 >0.1mV,或血流动力学不稳定的患者,若无直接 PCI 条件,溶栓治疗是合理的(Ⅱa,C);③计划进行直接 PCI 前不推荐溶栓治疗(Ⅲ,A);④ ST 段压低的患者(除正后壁心肌梗死或合并 aVR 导联 ST 段抬高)不应采取溶栓治疗(Ⅲ,B);⑤ ST 段抬高型心肌梗死(STEMI)发病超过 12 小时,症状已缓解或消失的患者不应给予溶栓治疗(Ⅲ,C)。

2. 禁忌证

(1)绝对禁忌证:①既往脑出血史或不明原因的卒中;②已知脑血管结构异常;③颅内恶性肿瘤;④ 3 个月内缺血性卒中(不包括 4.5 小时内急性缺血性卒中);⑤可疑主动脉夹层;⑥活动性出血或出血素质(不包括月经来潮);⑦ 3 个月内严重头部闭合伤或面部创伤;⑧ 2 个月内颅内或脊柱内外科手术;⑨严重未控制的高血压[收缩压 >180mmHg 和(或)舒张压 >110mmHg,对紧急治疗无反应。

(2)相对禁忌证:①年龄≥75 岁;② 3 个月前有缺血性卒中;③创伤(3 周内)或持续 >10 分钟心肺复苏;④ 3 周内接受过大手术;⑤ 4 周内有内脏出血;⑥近期(2 周内)不能压迫止血部位的大血管穿刺;⑦妊娠;⑧不符合绝对禁忌证的已知其他颅内病变;⑨活动性消化性溃疡;⑩正在使用抗凝药物[国际标准化比值(INR)水平越高,出血风险越大]。

❤ 何种情况可视为心肌梗死溶栓后血管再通

冠状动脉造影判断标准:冠状动脉造影观察血管再通情况,心肌梗死溶栓治疗(TIMI)血流分级2级或3级血流表示血管再通,TIMI 3级为完全性再通,溶栓失败则梗死相关血管持续闭塞(TIMI 0~1级)。

冠状动脉造影所示血流情况采用 TIMI 分级:

TIMI 0 级:梗死相关冠状动脉完全闭塞,远端无造影剂通过。

TIMI 1 级:少量造影剂通过血管阻塞处,但远端冠状动脉不显影。

TIMI 2 级:梗死相关冠状动脉完全显影但与正常血管相比血流较缓慢。

TIMI 3 级:梗死相关冠状动脉完全显影且血流正常。

血管再通的间接判定指标:① 60~90 分钟内心电图抬高的 ST 段至少回落 50%;② cTn 峰值提前至发病 12 小时内,肌酸激酶同工酶(CK-MB)酶峰提前到 14 小时内;③ 2 小时内胸痛症状明显缓解;④ 2~3 小时内出现再灌注心律失常,如加速性室性自主心律、房室传导阻滞(AVB)、束支传导阻滞突然改善或消失,或下壁心肌梗死患者出现一过性窦性心动过缓、窦房传导阻滞,伴或不伴低血压。上述 4 项中,心电图变化和心肌损伤标志物峰值前移最重要。具备上述 2 项或 2 项以上者,考虑再通,但②③两项组合不能被判定为再通。

急性 ST 段抬高型心肌梗死如何进行危险分层

ST 段抬高型心肌梗死(STEMI)有以下任何 1 项者可确诊为高危患者:①年龄 >70 岁;②前壁心肌梗死;③多部位心肌梗死(指 2 个部位以上的心肌梗死);④本有血流动力学不稳定如低血压、窦性心动过速、严重室性心律失常、快速心房颤动、肺水肿或心源性休克等;⑤左右束支传导阻滞源于急性心肌梗死;⑥既往有心肌梗死病史;⑦合并糖尿病或未控制的高血压。

但是,危险分层是一个连续的过程,需根据临床情况不断更新最初的评估。高龄、女性、Killip 分级 Ⅱ~Ⅳ级、既往心肌梗死病史、心房颤动、前壁心肌梗死、肺部啰音、收缩压 <100mmHg(1mmHg≈0.133kPa)、心率 >100 次 / 分钟、糖尿病、cTn 明显升高等都是 STEMI 患者死亡风险增加的独立危险因素。溶栓治疗失败、伴有右心室梗死和血流动力学异常的下壁 STEMI 患者病死率增高。合并机械性并发症的 STEMI 患者死亡风险增大。冠状动脉造影也可为 STEMI 风险分层提供重要信息。目前常用的风险积分法有全球急性冠状动脉事件注册（GRACE）评分、心肌梗死溶栓治疗（TIMI）评分、梅奥诊所（Mayo Clinic）评分。

❤ 急性非 ST 段抬高型急性冠脉综合征如何进行危险分层

2015 年，欧洲心脏病学会（ESC）非 ST 段抬高型急性冠脉综合征的管理指南的危险分层作出了更新：

1. 患者至少具备以下 1 项极高危标准　血流动力学不稳定或心源性休克；药物难治性胸痛复发或持续性胸痛；危及生命的心律失常或心脏骤停；心肌梗死机械性并发症；急性心力衰竭伴顽固性心绞痛或 ST 段下移；ST 段或 T 波重复性动态演变，尤其是伴有间歇性 ST 段抬高，推荐立即（<2 小时）行介入治疗。（Ⅰ，C）

2. 患者至少具备以下 1 项高危标准　与心肌梗死对应的肌钙蛋白升高或降低；ST 段或 T 波动态演变（有症状或无症状）；GRACE 评分 >140，推荐早期（<24 小时）行介入治疗。（Ⅰ，A）

3. 患者至少具备以下 1 项中危标准　患有糖尿病；肾功能不全［肾小球滤过率估算值（eGFR）<

60ml/〔(min·1.73m²)〕〕;左心室射血分数(LVEF)<40%
或充血性心力衰竭;早期心肌梗死后心绞痛;最近
行经皮冠状动脉介入(PCI);之前行冠状动脉旁路
移植术;109<GRACE 评分 <140,或者非侵入性检查
时复发心绞痛或缺血,推荐 72 小时内行介入治疗。
(Ⅰ,A)

4. 无上述危险指标以及无症状复发的患者,推
荐介入评估之前行非侵入性检查(优先选择影像学
检查)。(Ⅰ,A)

急性心肌梗死急诊入院时应当如何处理

1. 确诊病例　如患者为胸痛入院,应当辨识患
者是否为心肌梗死的高度疑似患者,结合部位、性
质、诱发因素、缓解方式和持续时间 5 个方面;其中
部位和性质都可以不典型,但其余几项均应当典型
或基本符合心绞痛特点。另外,无论胸痛的患者何
时入院,在高度疑似并未确诊的情况下,4~6 小时查
1 次心肌酶,2~3 小时查 1 次心电图,避免漏诊。

2. 急诊开通　如患者为 ST 段抬高型心肌梗死,
发病在 12 小时内应行急诊开通,包括急诊经皮冠状
动脉介入(PCI)和溶栓治疗,如时间超过 12 小时,但
患者仍有胸痛症状,也可考虑行急诊开通。如患者
为非 ST 段抬高型心肌梗死,发病在 12 小时内应行

急诊开通,可行急诊 PCI,不能溶栓,如时间超过 12 小时,但患者仍有胸痛症状,也可考虑行急诊开通。

❤ 急性心肌梗死溶栓再通后还需做哪些处理

对于溶栓后患者,无论临床判断是否再通,均应早期(3~24 小时内)进行旨在介入治疗的冠状动脉造影;溶栓后经皮冠状动脉介入(PCI)的最佳时机仍有待进一步研究。无冠状动脉造影和(或)PCI 条件的医院,在溶栓治疗后应将患者转运到有 PCI 条件的医院(Ⅰ,A)。

❤ 如何评价溶栓、急诊经皮冠状动脉介入

直接经皮冠状动脉介入(PCI)相比于溶栓治疗的优势与时间延搁有关,即 door-to-balloon(就诊到球囊扩张)和 door-to-needle(就诊到开始溶栓)的时间差,如果前者时间比后者延搁 60~114 分钟时,其优势逐渐下降,但至少不差于溶栓效果,而延迟时间超过 114 分钟后,PCI 的优势开始劣于溶栓。研究表明,心肌梗死症状出现后 2 小时内,直接 PCI 并没有显示比溶栓更大的优势。PRAGUE-2 研究表明,如果症状发作 >3 小时,直接 PCI 比溶栓更有益;如果症状发作 <3 小时,直接 PCI 和溶栓 30 天死亡率相

似,因此,目前仍建议,如果具备直接 PCI 的各种条件,直接 PCI 始终是再灌注的最好策略。

心肌梗死何种情况会出现心源性休克,采用何种处理原则

除 ST 段抬高型心肌梗死(STEMI)一般处理措施外,静脉滴注正性肌力药有助于稳定患者的血流动力学。多巴胺 <3μg/(kg·min)可增加肾血流量。严重低血压时静脉滴注多巴胺的剂量为 5~15μg/(kg·min),必要时可同时静脉滴注多巴酚丁胺 3~10μg/(kg·min)。大剂量多巴胺无效时也可静脉滴注去甲肾上腺素 2~8μg/min。

急诊血运重建治疗[包括直接经皮冠状动脉介入(PCI)或急诊冠状动脉旁路移植术(CABG)]可改善 STEMI 合并心源性休克患者的远期预后(Ⅰ,B),直接 PCI 时可行多支血管介入干预。STEMI 合并机械性并发症时,CABG 和相应心脏手术可降低死亡率。不适宜血运重建治疗的患者可给予静脉溶栓治疗(Ⅰ,B),但静脉溶栓治疗的血管开通率低,住院期病死率高。血运重建治疗术前置入主动脉内球囊反搏(IABP)有助于稳定血流动力学状态,但对远期死亡率的作用尚有争论(Ⅱb,B)。经皮左心室辅助装置可部分或完全替代心脏的泵血功能,有效减轻

左心室负担,保证全身组织、器官的血液供应,但其治疗的有效性、安全性以及是否可以普遍推广等相关研究证据仍较少。

❤ 急性心肌梗死的诊断标准是什么

我国推荐使用第三版"心肌梗死全球定义",检测至少 1 种心脏生物学标志物(尤其是高敏肌钙蛋白)的上升及(或)下降超过正常上限的第 99 百分位数并且至少有如下 1 条:①心肌缺血症状;②出现新的显著的 ST-T 改变或左束支传导阻滞;③心电图出现新的病理性 Q 波;④影像学证据表明新的存活心肌丢失或局限性室壁运动异常;⑤冠状动脉造影或活检发现冠状动脉内血栓形成。据此,将心肌梗死分为 5 型。

1 型:自发性心肌梗死,由于动脉粥样斑块破裂、溃疡、裂纹、糜烂或夹层,引起 1 支或多支冠状动脉血栓形成,导致心肌血流减少或远端血小板栓塞伴心肌坏死。患者大多有严重的冠状动脉病变,少数患者冠状动脉仅有轻度狭窄甚至正常。

2 型:继发于心肌氧供需失衡的心肌梗死,除冠状动脉病变外的其他情形引起心肌需氧与供氧失平衡,导致心肌损伤和坏死,如冠状动脉内皮功能异常、冠状动脉痉挛或栓塞、心动过速/过缓性心律失常、贫血、呼吸衰竭、低血压、高血压伴或不伴左心室肥厚。

3型:心脏性猝死,心脏性死亡伴心肌缺血症状和新的缺血性心电图改变或左束支传导阻滞,但无心肌损伤标志物检测结果。

4a型:经皮冠状动脉介入(PCI)治疗相关心肌梗死,基线心肌肌钙蛋白(cTn)正常的患者在PCI后cTn升高超过正常上限5倍;或基线cTn增高的患者,PCI后cTn升高≥20%,然后稳定下降。同时发生:①心肌缺血症状;②心电图缺血性改变或新发左束支传导阻滞;③造影示冠状动脉主支或分支阻塞或持续性慢血流或无复流或栓塞;④新的存活心肌丧失或节段性室壁运动异常的影像学表现。

4b型:支架血栓形成引起的心肌梗死,冠状动脉造影或尸检发现支架植入处血栓性阻塞,患者有心肌缺血症状和(或)至少1次心肌损伤标志物高于正常上限。

5型:外科冠状动脉旁路移植术(CABG)相关心肌梗死,基线cTn正常患者,CABG后cTn升高超过正常上限10倍,同时发生:①新的病理性Q波或左束支传导阻滞;②血管造影提示新的桥血管或自身冠状动脉阻塞;③新的存活心肌丧失或节段性室壁运动异常的影像学证据。

为何入院后应当在 4~6 小时监测心肌酶，并观察动态变化

心肌肌钙蛋白（cTn）是诊断心肌坏死最特异和敏感的首选心肌损伤标志物，通常在 ST 段抬高型心肌梗死（STEMI）症状发生后 2~4 小时开始升高，10~24 小时达到峰值，并可持续升高 7~14 天。肌酸激酶同工酶（CK-MB）对判断心肌坏死的临床特异性较高，STEMI 时其测值超过正常上限并有动态变化。溶栓治疗后梗死相关动脉开通时 CK-MB 峰值前移（14 小时以内）。CK-MB 测定也适用于诊断再发心肌梗死。肌红蛋白测定有助于 STEMI 早期诊断，但特异性较差。

急性心肌梗死出现缓慢性心律失常意味着什么

心脏传导系统包括窦房结、房室结、束支系统。窦房结多由右冠状动脉高位发出，且常双重供血。急性心肌梗死时极少因窦房结灌注不良影响窦房结供血。右冠与房室结血供密切相关，右冠严重缺陷或闭塞时常因房室结灌注不足导致房室结缺血或损伤，但很少造成房室结坏死。右冠闭塞所致急性下壁心肌梗死常出现房室传导阻滞，多由于房室结缺

血及炎症性水肿引起,因此急性心肌梗死出现缓慢性心律失常应考虑下壁心肌梗死可能。

❤ 急性前壁心肌梗死合并Ⅲ度房室传导阻滞和急性下壁心肌梗死合并Ⅲ度房室传导阻滞的处理有何不同

前壁心肌梗死患者可在起病后 12~24 小时突然发生Ⅲ度房室传导阻滞,是左右束支组织坏死所致,这类患者逸搏心律不稳定,常 <40 次 / 分钟,QRS 波群增宽,引起房室传导阻滞的程度较重且难以恢复,可发生阿 - 斯综合征、心室停搏,或因心动过缓、心脏停搏形成电不稳定性而突发室性心动过速甚至心室颤动,危及生命时,病死率高,预后差,对于前壁心肌梗死所致的完全性传导阻滞或急性双束支传导阻滞,应考虑安置起搏器。下壁心肌梗死所引起的完全性房室传导阻滞,多由于房室结缺血及炎症水肿引起,常从Ⅰ度或Ⅱ度Ⅰ型房室传导阻滞逐步发展而来,这类病人逸搏心律稳定,常 >40 次 / 分钟,70%为窄 QRS 波群,这种房室传导阻滞常是短暂的,多可在数天内自行恢复,预后较好;下后壁急性心肌梗死所致完全性房室传导阻滞很少需要起搏治疗,心动过缓伴有左心室心力衰竭、晕厥、心绞痛时可考虑。

❤ 冠心病血脂控制的目标值是多少

凡临床诊断动脉粥样硬化性心血管疾病(ASCVD)(包括急性冠脉综合征、稳定型心绞痛、血运重建术后、缺血性心肌病、缺血性卒中、短暂性脑缺血发作、外周动脉粥样硬化病等)的患者均属于极高危人群,建议应用他汀类药物将动脉粥样硬化性心血管疾病(ASCVD)患者的低密度脂蛋白胆固醇(LDL-C)控制于 <1.8mmol/L(非 HDL-C<2.6mmol/L), 如 果 LDL-C基线值较高,若现有调脂药物治疗 3 个月后,难以使LDL-C 降至基本目标值,则考虑将 LDL-C 至少降低50% 作为替代目标。

(张书宁　廖建泉)

···················· ◄◄ **参考文献** ►► ····················

1. Hillis LD, Smith PK, Anderson JL, et al. 2011 ACCF/AHA Guideline
   for Coronary Artery Bypass Graft Surgery. A report of the American
   College of Cardiology Foundation/American Heart Association Task
   Force on Practice Guidelines. Developed in collaboration with the
   American Association for Thoracic Surgery, Society of Cardiovascular
   Anesthesiologists, and Society of Thoracic Surgeons[J]. J Am Coll

Cardiol,2011,58(24):e123-e210.

2. 董敏,钱菊英. 冠状动脉心肌桥研究现状[J]. 中华心血管病杂志,
2006,34(5):474-476.

3. 汪吉红,周红. 心前导联 R 波递增不良的临床意义[J]. 实用心电
学杂志,2004,13(1):53-54.

4. Smith SC Jr,Benjamin EJ,Bonow RO,et al. AHA/ACCF secondary
prevention and risk reduction therapy for patients with coronary and
other atherosclerotic vascular disease:2011 update:a guideline from
the American Heart Association and American College of Cardiology
Foundation endorsed by the World Heart Federation and the Preventive
Cardiovascular Nurses Association[J]. J Am Coll Cardiol,2011,58
(23):2432-2446.

5. 陈灏珠,林果为. 实用内科学[M]. 13 版. 北京:人民卫生出版社,
2010:1496-1513.

6. Amsterdam EA,Wenger NK,Brindis RG,et al. 2014 AHA/ACC
Guideline for the Management of Patients with Non-ST-Elevation Acute
Coronary Syndromes:a report of the American College of Cardiology/
American Heart Association Task Force on Practice Guidelines[J]. J
Am Coll Cardiol,2014,64(24):e139-e228.

7. Beltrame JF,Crea F,Kaski JC,et al. International standardization of
diagnostic criteria for vasospastic angina[J]. Eur Heart J,2017,38
(33):2565-2568.

8.《冠状动脉痉挛综合征诊断与治疗中国专家共识》专家组. 冠状动
脉痉挛综合征诊断与治疗中国专家共识[J]. 中国介入心脏病学杂

志,2015,23(4):181-186.

9. 中华医学会心血管病学分会,中华心血管病杂志编辑委员会.急性ST段抬高型心肌梗死诊断和治疗指南[J].中华心血管病杂志,2015,43(5):380-393.

10. Parodi G,Citro R,Bellandi B,et al. Revised clinical diagnostic criteria for Tako-tsubo syndrome:the Tako-tsubo Italian Network proposal[J]. Int J Cardiol,2014,172(1):282-283.

11. 许家俐,赵志明.右心室心肌梗死的诊断和治疗原则[J].临床内科杂志,2001,18(1):15-17.

12. Roffi M,Patrono C,Collet JP,et al. 2015 ESC Guidelines for the management of acute coronary syndromes in patients presenting without persistent ST-segment elevation:Task Force for the Management of Acute Coronary Syndromes in Patients Presenting without Persistent ST-Segment Elevation of the European Society of Cardiology(ESC)[J]. Eur Heart J,2016,37(3):267-315.

13. 葛均波.现代心脏病学[M].上海:复旦大学出版社,2011:407-408.

14. Jaffe AS. Third universal definition of myocardial infarction[J]. Clin Biochem,2013,46(1-2):1-4.

15. White HD,Thygesen K,Alpert JS,et al. Clinical implications of the Third Universal Definition of Myocardial Infarction[J]. Heart,2014,100(5):424-432.

16. 王丽君,林海龙.急性心肌梗死与缓慢性心律失常[J].中国心血管病研究,2009,7(10),788-791.

17. 2014 年中国胆固醇教育计划血脂异常防治建议专家组,中华心血管病杂志编辑委员会,血脂与动脉粥样硬化循证工作组,等. 2014 年中国胆固醇教育计划血脂异常防治专家建议[J]. 中华心血管病杂志,2014,42(8):633-636.

18. 中国成人血脂异常防治指南修订联合委员会. 中国成人血脂异常防治指南(2016 年修订版)[J]. 中国循环杂志,2014,31(10):937-953.

心力衰竭篇

慢性心功能分级目前有哪些分类方法，各有何不同

1. 美国纽约心脏病协会（NYHA）心功能分级

Ⅰ级：日常活动无心力衰竭症状。

Ⅱ级：日常活动出现心力衰竭症状（呼吸困难、乏力）。

Ⅲ级：低于日常活动出现心力衰竭症状。

Ⅳ级：在休息时亦出现心力衰竭症状。

NYHA 心功能分级使用最广，但与反映左心室收缩功能的左心室射血分数（LVEF）并非完全一致。心力衰竭症状严重程度与心室功能的相关性较差，但与生存率明确相关，而轻度症状的患者仍可能有较高的住院和死亡的绝对风险。

2. 6分钟步行试验 6分钟步行试验是一项简单易行、安全方便的试验，用于评定慢性心力衰竭患者的运动耐力和预测患者的预后。要求患者在平直的走廊里尽可能快的行走，测定6分钟步行距离。根据 US Carvedilol 研究设定的标准：6分钟步行距离 <150m 为重度心力衰竭，150~450m 为中度心力衰竭，>450m 为轻度心力衰竭，可作为参考。但行走距离的变化可能与病情的变化并不平行。

HFrEF 和 HFpEF 是什么意思，如何界定

依据左心室射血分数（LVEF），心力衰竭可分为 LVEF 降低的心力衰竭（heart failure with reduced left ventricular ejection fraction，HFrEF）和 LVEF 保留的心力衰竭（heart failure with preserved left ventricular ejection fraction，HFpEF）。一般来说，HFrEF 指传统概念上的收缩性心力衰竭，而 HFpEF 指舒张性心力衰竭。LVEF 保留或正常的情况下收缩功能仍可能是异常的，部分心力衰竭患者收缩功能异常和舒张功能异常可以并存。LVEF 是心力衰竭患者分类的重要指标，也与预后及治疗反应相关。

（注：我国指南未对详细的射血分数做一规定，美国 2013 年心力衰竭指南建议 HFrEF 的 EF≤40%，而 HFpEF 的 EF≥50%）

HFpEF 的诊断标准是什么

对本病的诊断应当考虑以下两方面因素：

1. 主要临床表现　①有典型心力衰竭的症状和体征；② LVEF 正常或轻度下降（≥45%），且左心室不大；③有相关结构性心脏病存在的证据（如左心室肥厚、左心房扩大）和（或）舒张功能不全；④超声

心动图检查无心瓣膜病,并可排除心包疾病、肥厚型心肌病、限制型(浸润型)心肌病等。本病的 LVEF 标准尚未统一。LVEF 在 41%~49% 被称为临界 HFpEF,其人群特征、治疗及预后均与 HFpEF 类似,这提示将 LVEF>50% 作为临床诊断标准可能更好。此外,有的患者既往出现过 LEVF 下降至 40%,其临床预后与 LVEF 持续性保留的患者可能也不同。

2. 其他需要考虑的因素 ①应符合本病的流行病学特征:大多为老年患者、女性、心力衰竭的病因为高血压或既往有长期高血压史,部分患者可伴有糖尿病肥胖、心房颤动等。②脑钠肽(BNP)和(或)NT 末端脑钠肽前体(NT-proBNP)测定有参考价值,但尚有争论。如测定值呈轻至中度升高,或至少在"灰度值"之间,有助于诊断。

♥ HFmrEF 是什么意思

2016 年欧洲急慢性心力衰竭诊治指南提出了一个新的术语——HFmrEF(heart failure with mid-range ejection fraction),即 LVEF 范围为 40%~49% 的心力衰竭。诊断标准为:有心力衰竭的症状和(或)体征,LVEF40%~49%,钠尿肽水平升高,并符合以下至少 1 条附加标准:a. 相关的结构性心脏病[左心室肥厚(LVH)和(或)左心房扩大(LAE)],b. 舒张功能不全(表3)。将 HFmrEF 作为一个独立的组别有助于促进相关的研究,包括基本特征、病理生理以及治疗。

表3 心力衰竭的类型和诊断标准

心力衰竭类型		HFrEF	HFmrEF	HFpEF
标准	1	症状 ± 体征	症状 ± 体征	症状 ± 体征
	2	LVEF<40%	LVEF 40%~49%	LVEF≥50%
	3	–	1. 钠尿肽水平升高 2. 符合以下至少1条附加标准: a. 相关的结构性心脏病[LVH 和(或)LAE] b. 舒张功能不全	1. 钠尿肽水平升高 2. 符合以下至少1条附加标准: a. 相关的结构性心脏病[LVH 和(或)LAE] b. 舒张功能不全

HF:心力衰竭;HFrEF:射血分数降低的心力衰竭;HFmrEF:射血分数中等的心力衰竭;HFpEF:射血分数保留的心力衰竭;LAE:左心房扩大;LVH:左心室肥厚。

钠尿肽水平升高:BNP>35pg/ml 和(或)NT-proBNP>125pg/ml。

❤ 急性心力衰竭有何特点,需作何鉴别

根据心脏排血功能减退的程度、速度和持续时间的不同,以及代偿功能的差别有 4 种不同表现:急性肺水肿、休克、昏厥、心脏骤停。根据典型的症状和体征,诊断并不困难,主要应与其他原因引起的休

克、昏厥等相鉴别。

昏厥当时如果没有心率明显过快、过慢,不齐或暂停等,又没有相关心脏基础疾病,可以排除心源性。

经常需要与重度支气管哮喘相鉴别,后者表现为反复发作性喘息,两肺满布高音调哮鸣音,以呼气期为主,可伴少许湿啰音。

需要重点关注的是心源性肺水肿与非心源性肺水肿的鉴别(表4)。

表4 心源性肺水肿与非心源性肺水肿的鉴别

参数		心源性肺水肿	非心源性肺水肿
病史		急性心脏病发作	近期没有心脏史
潜在非心脏疾病		通常缺乏	存在
体格检查	S_3 奔马律	存在	无,脉搏有力
	心排出量状态	低心排出量:皮肤湿冷	高心排出量:皮肤温暖
	颈静脉怒张	存在	无
	肺部啰音	湿性啰音	干性啰音
实验室检查	心电图	心肌缺血/心肌梗死	正常
	NT-proBNP	>300pg/ml	<100pg/ml
	BNP	>100pg/ml	<100pg/ml
	心肌标志物	增高	正常
	胸片	肺门影增大,可呈蝴蝶状	肺周边阴影
	肺毛细血管楔压	≥18mmHg	<18mmHg

急性左心衰竭如何进行严重程度分级

主要有 Killip 法、Forrester 法和临床程度床边分级。

Killip 法主要用于急性心肌梗死（AMI）患者，根据临床和血流动力学状态分级。

Forrester 法适用于监护病房，以及有血流动力学监测条件的病房、手术室。

临床程度床边分级根据 Forrester 法修改而来，主要根据末梢循环的观察和肺部的听诊，无需特殊的监测条件，适用于一般的门诊和住院患者。

以 Forrester 法和临床程度床边分级为例，自 I 级至 IV 级的急性期病死率分别为 2.2%、10.1%、22.4%、55.5%。3 个分级方法见表 5~ 表 7。

表5　急性心肌梗死的 Killip 分级

分级	症状与体征
I	无心力衰竭，无肺部啰音，无 S_3
II	有心力衰竭，两肺中下部有湿啰音，占肺野下 1/2，可闻及 S_3
III	严重心力衰竭，有肺水肿，细湿啰音遍布两肺（超过肺下野 1/2）
IV	心源性休克

表6 急性心力衰竭的 Forrester 法分级

分级	PCWP （mmHg）	心脏指数 [L/(min·m²)]	组织灌注状态
I	≤18	>2.2	无肺淤血,无组织灌注不良
Ⅱ	>18	>2.2	有肺淤血
Ⅲ	≤18	≤2.2	无肺淤血,有组织灌注不良
Ⅳ	>18	≤2.2	有肺淤血,有组织灌注不良

PCWP:肺毛细血管楔压。

表7 急性心力衰竭的临床程度床边分级

分级	皮肤	肺部啰音
I	温暖	无
Ⅱ	温暖	有
Ⅲ	寒冷	无或有
Ⅳ	寒冷	有

❤ 左侧心力衰竭临床表现的要点有哪些

左侧心力衰竭分为左心室衰竭和左心房衰竭。左心室衰竭多见于高血压性心脏病、冠心病、主动脉瓣病变和二尖瓣关闭不全。急性肾小球肾炎和风湿性心脏炎是儿童和少年患者左心室衰竭的常见病因。二尖瓣狭窄时,左心房压力明显增高,也有肺充血表现,但非左心室衰竭引起,因而称左心房衰竭。主要表现如下:

症状:①呼吸困难:呼吸困难是左侧心力衰竭最主要的症状。其表现形式为劳力性呼吸困难、端坐呼吸和夜间阵发性呼吸困难(源性哮喘)。②倦怠、乏力、运动耐量下降。③潮式呼吸,见于严重心力衰竭,预后不良。

体征:①原有心脏疾病的体征。②左心室增大。③交替脉。④肺部啰音(两侧肺底细湿啰音被认为是左侧心力衰竭的重要体征之一,阵发性呼吸困难或急性肺水肿时可有粗大的湿啰音,满布肺野,并可伴有哮鸣音)。

❤ 右侧心力衰竭临床表现的要点有哪些

右侧心力衰竭多继发于左侧心力衰竭。出现右侧心力衰竭后,由于右心室排血量减少,肺充血现象常有所减轻,呼吸困难亦随之减轻。单纯右侧心力衰竭多由急、慢性肺源性心脏病或某些先天性心脏病引起。

症状:主要由于慢性持续性淤血引起各脏器功能改变所致,如长期消化道淤血引起食欲不振、恶心、呕吐等;肾脏淤血引起尿量减少、夜尿多、蛋白尿和肾功能进退;肝淤血引起上腹部饱胀,甚至剧烈腹痛,长期肝淤血可引起黄疸、心源性肝硬化。

体征:①原有心脏疾病的体征;②心脏增大,以右心室增大者可伴有心尖区抬举性搏动;③静脉充盈,颈外静脉充盈为右侧心力衰竭的早期表现;④肝大和压痛;⑤下垂性水肿;⑥胸水和腹水;⑦心包积液;⑧发绀;⑨晚期患者可有明显营养不良、消瘦,甚至恶液质。

❤ 全心衰竭的诊断要点有哪些

心力衰竭的主要临床表现为"充血",其次是周围组织灌注不足。临床上习惯于按心力衰竭开始于哪一侧和充血的主要部位,将其分为左侧心力衰竭和右侧心力衰竭和全心衰竭。心力衰竭开始或主要发生在左侧心脏并以肺充血为主的称为左侧心力衰竭;开始或主要发生在右侧心脏并以肝、肾等器官和周围静脉淤血为主的,称为右侧心力衰竭。两者同时存在的称全心衰竭。全心衰竭见于心脏病晚期,病情危重。由左心衰竭并发右心衰竭的患者,左心衰竭症状和体征有所减轻。

❤ β 受体阻滞剂用于慢性心力衰竭的长期治疗有何意义

由于长期持续性神经系统的过度激活和刺激,慢性心力衰竭患者的 $β_1$ 受体下调和功能受损,β 受体阻滞剂治疗可恢复 β₁ 受体的正常功能,使之上调。研究表明,长期应用 β 受体阻滞剂(>3 个月时)可改善心功能,提高 LVEF,治疗 4~12 个月,还能降低心室肌重量和容量,改善心室形状,提示心肌重构延缓或逆转。这是由于 β 受体阻滞剂发挥了改善内源性心肌功能的"生物学效应"。这种有益的生物学效应与此类药的急性药理作用截然不同。3 个经典的、针对慢性收缩性心力衰竭的大型临床试验(CIBIS-Ⅱ、MERIT-HF 和 COPERNICUS)分别应用选择性 β₁ 受体阻滞剂比索洛尔、琥珀酸美托洛尔和非选择性 β₁/β₂、α₁ 受体阻滞剂卡维地洛,病死率相对危险分别降低 34%、34% 和 35%,同时降低心力衰竭再住院率 28%~36%。β 受体阻滞剂治疗心力衰竭的独特之处就是能显著降低猝死率 41%~44%。

❤ β 受体阻滞剂用于慢性心力衰竭的治疗需要注意什么

　　β 受体阻滞剂治疗心力衰竭要达到目标剂量和最大可耐受剂量。目标剂量是在既往临床试验中采用,并正式有效的剂量。起始剂量宜小,一般剂量为目标剂量的 1/8,每隔 2~4 周剂量递增 1 次,滴定的剂量及过程需个体化。这样的用药方法是 β 受体阻滞剂治疗心力衰竭发挥独特的生物学效应决定的。

这种生物学效应往往需持续用药 2~3 个月才逐渐产生,而初始用药主要产生的药理作用是抑制心肌收缩力,可能诱发和加重心力衰竭,为避免这种不良影响,起始剂量须小,递加剂量须慢。静息心率是评估心脏 β 受体有效阻滞的指标之一,通常心率降至55~60 次 / 分钟的剂量为 β 受体阻滞剂应用的目标剂量或最大可耐受剂量(表 8)。

表 8　慢性心力衰竭常用 β 受体阻滞剂及其剂量

药物	初始剂量	目标剂量
琥珀酸美托洛尔	11.875~23.75mg,1 次 / 天	142.5~190mg,1 次 / 天
比索洛尔	1.25mg,1 次 / 天	10mg,1 次 / 天
卡维地洛	3.125~6.25mg,2 次 / 天	25~50mg,2 次 / 天
酒石酸美托洛尔	6.25mg,2~3 次 / 天	50mg,2~3 次 / 天

总结一句话:"小剂量开始,缓慢增加,注意监测静息心率。"

♥ β 受体阻滞剂用于慢性心力衰竭的治疗基于哪些临床研究

3 个经典的、针对慢性收缩性心力衰竭的大型临床试验[CIBIS-Ⅱ(心功能不全比索洛尔研究Ⅱ)、MERIT-HF(倍他乐克治疗心力衰竭的随机干预临床试验）和 COPERNICUS（卡维地洛前瞻性累计生存试验）]分别应用选择性 β_1 受体阻滞剂比索洛尔、琥珀酸美托洛尔和非选择性 β_1/β_2、α_1 受体阻滞剂卡维地洛，病死率相对危险分别降低 34%、34% 和 35%，同时降低心力衰竭再住院率28%~36%。β 受体阻滞剂治疗心力衰竭的独特之处就是能显著降低猝死率 41%~44%。这 3 项研究均因为患者病死率显著下降而提前结束。其中CIBIS-Ⅱ 研究入选的 LVEF≤35% 的Ⅲ~Ⅳ级心力衰竭患者，在接受利尿剂和 ACEI 的基础上加用比索洛尔与安慰剂对照。结果显示，比索洛尔组全因病死率降低 34%，猝死危险降低 44%，全因入院率降低 20%，由于心力衰竭恶化的入院率降低 36%。以上研究表明，β 受体阻滞剂能够减轻患者症状、改善左心室功能和功能性容量，改善左心室重构，进而降低患者入院率、病死率，并且患者耐受性较好，因此将 β 受体阻滞剂用于心力衰竭治疗已成为不可争辩的事实。

早期，慢性心力衰竭患者使用 β 受体阻滞剂有几个条件，即必须在干重、使用了利尿剂、地高辛和 ACEI 的基础上。为了更多了解何时加用是β 受体阻滞剂的时机，又进行了 CIBIS-Ⅲ研究。该研究在 20 个国家的 128 所医院进行，共入选 1010例心功能Ⅱ~Ⅲ级、左心室射血分数≤35% 的老年慢性心力衰竭患者（≥65 岁），患者被随机分组，先接受比索洛尔（目标剂量 10mg，每日 1 次）或依那普利（目标剂量 10mg，每日 2 次）单药治疗 6 个月，然后联合使用这两种药物 18 个月。试验的主要终点是任何原因的死亡或住院。试验的假设是先用比索洛尔方案的疗效不劣于先用依那普利方案。患者平均治疗 1.22 年。结果显示，按意向治疗模式评估，比索洛尔组和依那普利组分别有 178 例（35.2%）和 186 例（36.8%）发生主要终点事件，比索洛尔组发生率降低 1.6%，相对危险比为 0.94，非劣性（P=0.019）。按实际治疗模式评估，两组分别有 163 例（32.4%）和 165 例（33.1%）发生主要终点事件，比索洛尔组发生率降低 0.7%，相对危险比为 0.97，非劣性（P=0.046）。比索洛尔组和依那普利组分别有 65 例和 73 例患者死亡，比索洛尔组的病死率降低 12%（P=0.44）；两组分别有 151 例和 157 例患者住院，比索洛尔组的住院率降低 5%（P=0.66）。CIBIS-Ⅲ试验结果提示，在需要联合使用 ACEI 和 β 受体阻滞剂的轻中度慢性心力衰竭患者中，首先使用比索洛尔或首先使用依那普利治疗的效益和安全性均相似。所以在 2014 年中国心力衰竭指南中指出 ACEI 与 β 受体阻断剂两类药孰先孰后并不重要，关键是尽早合用。

慢性心力衰竭患者使用 β 受体阻滞剂时应如何监测不良反应

1. 低血压　一般在首剂或加量的 24~48 小时内发生,首先停用不必要的血管扩张药。

2. 液体潴留　起始治疗前应当确认患者已达到干重状态,3 天内体重增加 >2kg 者应加大利尿剂用量。

3. 心力衰竭恶化　可将 β 受体阻滞剂暂时减量或逐渐停用,每 2~4 天减量 1 次,2 周内减完,应避免突然撤药,病情稳定后需继续应用 β 受体阻滞剂,否则将增加死亡率。

4. 心动过缓　如心率 <55 次 / 分钟或伴有眩晕等症状,应将 β 受体阻滞剂减量。

5. 房室传导阻滞　出现Ⅱ度、Ⅲ度房室传导阻滞者,应当停用 β 受体阻滞剂;Ⅰ度房室传导阻滞不是 β 受体阻滞剂的禁忌,PR 间期要求 0.24 秒以内。

为何说血管紧张素转化酶抑制剂是治疗慢性心力衰竭的基石

血管紧张素转化酶抑制剂(ACEI)是证实能降

低心力衰竭患者死亡率的第一类药物,也是循证医学证据积累最多的药物,一直被公认是治疗心力衰竭的基石。

Garg 等对 32 项临床试验的荟萃分析包括 AECI 组 3870 例和安慰剂组 3235 例,结果 ACEI 降低总死亡率 23%($P<0.01$),死亡或因心力衰竭恶化住院率降低 35%($P<0.01$)。左心室功能不全的无症状患者应用 ACEI 后较少发展为症状性心力衰竭和因心力衰竭恶化而入院[SOLVD(左心室功能障碍研究)预防试验、SAVE 和 TRACE 试验]。对于症状性心力衰竭患者,5 项大型随机对照临床试验(共 12 763 例)的荟萃分析表明,ACEI 显著降低死亡率、因心力衰竭住院和再梗死率,且此种有益作用独立于年龄、性别、左心室功能状况,以及基线状态使用利尿剂、阿司匹林或 β 受体阻滞剂。最严重的心力衰竭患者受益也最大。SOLVD 试验的随访结果显示,心力衰竭患者在 ACEI 治疗期间(3~4 年)所得到的降低死亡率的效益在长达 12 年的随访期间继续存在,其中无症状左心室功能异常患者的死亡率还有进一步降低。

ACEI 有益于慢性心力衰竭主要通过两个机制:

(1)抑制肾素 - 血管紧张素 - 醛固酮系统(RAAS):ACEI 能竞争性地阻断血管紧张素(Ang)Ⅰ转化为 AngⅡ,从而降低循环和组织的 AngⅡ水平,还能阻断 Ang1~7 的降解,使其水平增加,进一步起到扩张血管及抗增生作用。组织 RAAS 在心肌重构中起关键作用,当心力衰竭处于相对稳定状态时,心脏组织RAAS 仍处于持续激活状态;心肌血管紧张素转换酶(ACE)活性增加,血管紧张素原 mRNA 水平上升,Ang II 受体密度增加。

（2）作用于激肽酶 II,抑制缓激肽的降解,提高缓激肽水平,通过缓激肽 - 前列腺素 - 一氧化氮（NO）通路而发挥有益作用:ACEI 促进缓激肽的作用与抑制 Ang II 产生的作用同样重要。ACEI 对心肌重构和生存率的有益影响在应用 Ang II 受体阻滞剂的动物实验中未能见到,且在合并使用激肽抑制剂时,ACEI 的有利作用即被消除。临床长期应用 ACEI时,尽管循环中 Ang II 水平不能持续降低,但 ACEI仍能发挥长期效益。这些资料表明,ACEI 的有益作用至少部分是由缓激肽通路所致。

❤ 何谓难治性心力衰竭,其治疗情况如何

症状持续且对各种治疗反应差的充血性心力衰竭成为难治性或顽固性心力衰竭。其治疗包括重新评估既往的诊断和治疗、静脉药物和非药物治疗。

1. 既往诊断和治疗的重新评估　对心力衰竭

的病因和诱因尤其是可治疗的病因和使心力衰竭持续的心外因素,如冠心病、心瓣膜病、感染性心内膜炎以及甲状腺功能亢进或减退、各类贫血等进行重新评估。

2. 静脉使用血管扩张药和正性肌力药 此类患者由于临床状况恶化,一般需静脉使用正性肌力药(多巴胺、多巴酚丁胺或米力农)和血管扩张药(硝酸甘油或硝普钠)以改善心功能、利尿并稳定临床状况。一旦病情稳定,应当采用口服药物改善症状。只有在多次治疗仍然病情不稳定的情况下才考虑连续静脉治疗,因为该方法最终增加死亡危险。需要强调的是,即使是严重心力衰竭的患者也不主张长期给予静脉输液治疗。

3. 心脏再同步化治疗(cardiac resynchronization therapy,CRT) 心力衰竭患者往往合并传导异常,引起房室、室间和室内运动不同步。房室不同步的心电图表现为 PR 间期延长,左心房收缩结束左心室收缩开始不匹配,使左心室充盈减少引起二尖瓣功能障碍从而导致二尖瓣反流。左右心室间不同步表现在左束支传导阻滞,右心室收缩早于左心室,其收缩产生的压力使室间隔左移,而左心室收缩延迟,心肌激动时,室间隔处于舒张期,此时左心室收缩产生的压力使室间隔右移,导致室间隔的矛盾运动,进一步降低有效心排出量。心力衰竭时左心室扩大导致室内传导延迟引起左心室的室内运动不同步导致心肌收缩力减低,心排出量减少,同时舒张末容量增加,舒张亦不同步。在心电图上往往表现为 QRS 时限延长。以往研究表明,心功能越差,QRS 时限越长,患者死亡率越高。MUSTIC(心肌病多位点刺激)、MIRACLE(多中心 InSync 随机临床评价)、COMPANION(心力衰竭药物治疗、起搏及除颤对比)、CARE-HF(心脏再同步 - 心力衰竭)等研究证实,早期的 CRT 可以使左心室收缩不同步引起的中重度心力衰竭患者的症状改善,减少再住院率和死亡率。循证医学证据确立了 CRT 在心力衰竭中的治疗地位。

4. 心脏移植　是目前治疗顽固性心力衰竭唯一成熟的外科方法。心脏移植的适应证主要是心脏功能严重受损的患者,最大运动氧耗量小于 15ml/min(或小于预计正常值的 50%)或长期依赖于静脉使用正性肌力药的患者。

5. 体外循环支持装置　可用于严重心脏事件后患者(如心脏部分切除术后休克、心肌缺血)或准备进行心脏移植的患者。左心室辅助设备提供了血流动力学支持,可以植入人体内,患者可以走动并出院。

6. 干细胞移植　仍属于临床试验阶段。

慢性心力衰竭如何使用利尿剂

利尿剂是唯一能充分控制和有效消除液体潴留的药物,是心力衰竭标准治疗中必不可少的组成部分,但单用利尿剂治疗并不能维持长期的临床稳定。有液体潴留证据的所有心力衰竭患者均应给予利尿剂治疗。应用时从小剂量开始,逐渐增加剂量直至尿量增加,体重每天减轻 0.5~1.0kg 为宜。一旦症状缓解,病情控制,即以最小有效量长期维持,并根据液体潴留的情况随时调整剂量,每天的体重变化是最可靠的检测利尿剂效果和调整利尿剂剂量的指标。

常用的利尿剂有袢利尿剂和噻嗪类利尿剂。首选袢利尿剂如呋塞米或托拉塞米,特别适用于有明显液体潴留或伴有肾功能受损的患者。呋塞米的剂量与效应呈线性关系,剂量不受限制,但临床上也不推荐很大剂量。噻嗪类仅适用于有轻度液体潴留,伴有高血压而肾功能正常的心力衰竭患者。氢氯噻嗪 100mg/d 已达最大效应(剂量 - 效应曲线已达平台期),再增量也无效。

不良反应中电解质丢失较常见,如低钾血症、低镁血症、低钠血症。低钠血症时应注意区别缺钠性低钠血症和稀释性低钠血症,后者按利尿剂抵抗处理;另外尚有肾功能恶化和低血压(此时应注意区分是心力衰竭加重或低血容量)。

❤ 慢性心力衰竭治疗过程中的利尿剂抵抗如何处理

1. 限制钠、水的摄入　①限钠:心力衰竭患者的潴钠能力明显增强,限制钠盐摄入对于恢复钠平衡很重要。钠盐摄入:轻度心力衰竭患者应控制在2~3g/d,中至重度心力衰竭患者应 <2g/d。②限水:严重低钠血症(血钠 <130mmol/L)者,液体摄入量应 <2L/d。

2. 避免应用非甾体类抗炎药　慢性心力衰竭患者应尽量避免使用非甾体类抗炎药,对于那些必须行抗血小板治疗的慢性心力衰竭患者,应尽量减少阿司匹林用量或使用氯吡格雷替代阿司匹林抗血小板治疗。

3. 增加利尿剂用量　慢性心力衰竭患者袢利尿剂的药物效应动力学和药物代谢动力学特性都发生了变化,增加利尿剂的剂量是很好的代偿方法。

4. 静脉应用利尿剂　持续静脉内给予袢利尿剂是纠正利尿剂抵抗的有效方法。如呋塞米静脉注射 40mg,继以持续静脉滴注(10~40mg/h),必要时还可联合小剂量多巴胺。另外,由于袢利尿剂作用时间短,间歇性给药会导致治疗期间钠潴留反弹,从而会进一步促进利尿剂抵抗的发生。持续泵入利尿剂可在肾小管作用位点持续保持有效浓度的利尿剂,增强利尿效果,并可减少在给予一次大剂量静脉注射袢利尿剂的患者中所见的血容量过快下降和低血压的可能性。

5. 多种利尿剂联合应用 袢利尿剂与作用于肾小管其他部位的利尿剂联合应用能增强利尿效果。袢利尿剂与噻嗪类利尿剂的联合应用已被证实有"1+1>2"的协同效应。这种协同作用的产生缘于远曲小管利尿剂可抑制袢利尿剂作用后的潴钠效应,以及拮抗因长期使用袢利尿剂所导致的远曲小管上皮细胞增生肥大。

6. 应用改善肾血流的药物 如短期应用小到中等剂量的多巴胺 [2~10μg/(kg·min)]。小剂量多巴胺可兴奋肾血管等的多巴胺受体及心肌 β_1 受体,引起血管扩张,肾血流量增多,明显提高肾小球滤过率,并有直接兴奋心肌、增强心肌收缩力的作用,与利尿剂联合应用可明显增加尿量。Elkayam 等的一项研究显示,多巴胺可改善慢性心力衰竭患者的肾血流动力学。此外,在血压正常的心力衰竭患者,静脉小剂量应用硝普钠、硝酸甘油、多巴酚丁胺等药物也可减轻心脏前后负荷,改善心功能，增加肾血流量，从而达到增强利尿剂效果的作用。

慢性心力衰竭患者心脏再同步化治疗的适应证有哪些（2014 年中国指南）

1. 心脏再同步化治疗（cardiac resynchronization therapy，CRT）的适应证　适用于窦性心律，经标准和优化的药物治疗至少 3~6 个月仍持续有症状、LVEF 降低，根据临床状况评估预期生存超过 1 年，且状态良好，并符合以下条件的患者。

NYHA Ⅲ级或Ⅳa级患者：① LVEF≤35%，且伴左束支传导阻滞（LBBB）及 QRS≥150 毫秒，推荐植入 CRT 或心脏再同步化治疗除颤器（CRT-D）（Ⅰ类，A 级）。② LVEF≤35%，并伴以下情况之一：a. 伴 LBBB 且 120 毫秒≤QRS<150 毫秒，可置入 CRT/CRT-D（Ⅱa 类，B 级）；b. 非 LBBB 但 QRS≥150 毫秒，可置入 CRT/CRT-D（Ⅱa 类，A 级）；c. 有常规起搏治疗但无 CRT 适应证的患者，如 LVEF≤35%，预计心室起搏比例 >40%，无论 QRS 时限，预期生存超过 1 年，且状态良好，可置入 CRT（Ⅱa 类，C 级）。

NYHA Ⅱ级患者：① LVEF≤30%，伴 LBBB 及 QRS≥150 毫秒，推荐置入 CRT，最好是 CRT-D（Ⅰ

类,A级);②LVEF≤30%,伴LBBB且130毫秒≤QRS<150毫秒,可置入CRT/CRT-D(Ⅱa类,B级);③LVEF≤30%,非LBBB及QRS≥150毫秒,可置入CRT或CRT-D(Ⅱb类,B级)。非LBBB及QRS<150毫秒,不推荐(Ⅲ类,B级)。

NYHAⅠ级患者:LVEF≤30%,伴LBBB及QRS≥150毫秒,缺血性心肌病,推荐置入CRT或CRT-D(Ⅱb类、C级)。

永久性房颤、NYHAⅢ或Ⅳa级,QRS≥120毫秒、LVEF≤35%,能以良好的功能状态预期生存大于1年的患者,以下3种情况可以考虑置入CRT或CRT-D:固有心室率缓慢需要起搏治疗(Ⅱb类,C级);房室结消融后起搏器依赖(Ⅱb类,B级);静息心室率≤60次/分钟、运动时心率≤90次/分钟(Ⅱb类,B级)。但需尽可能保证双心室起搏,否则可考虑房室结消融。

2. 心脏再同步化治疗(CRT)的处理要点 应严格掌握适应证,选择适当治疗人群,特别是有效药物治疗后仍有症状的患者,要选择理想的左心室电极导线置入部位,通常是左心室侧后壁。术后优化起搏参数,包括AV间期和VV间期的优化。尽量维持窦性心律及降低心率,尽可能实现100%双心室起搏,术后继续规范化药物治疗(图1)。

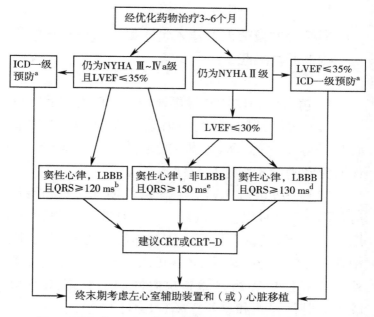

图 1　CRT 或 CRT-D 置入流程图（2014 年中国心衰指南）

a：NYHA Ⅳ 级不是适应证：对缺血性心力衰竭，仅用于 AMI40 天的患者，推荐级别为 Ⅰ 类 A 级，对于非缺血性心力衰竭推荐级别为 Ⅰ 类 B 级；b：QRS≥150 毫秒时推荐级别为 Ⅰ 类 A 级，120 毫秒≤QRS<150 毫秒时推荐级别为 Ⅱa 类 B 级；c：NYHA Ⅱ 级时推荐级别为 Ⅱb 类 B 级，NYHA Ⅲ 级或非卧床的Ⅳ级时推荐级别为 Ⅱa 类 A 级；d：QRS≥150 毫秒时推荐级别为 Ⅰ 类 A 级，130 毫秒≤QRS<150 毫秒时推荐级别为 Ⅱa 类 B 级

〔2016 年欧洲心力衰竭指南推荐，当 QRS 间期 <130 毫秒时，不建议考虑心脏再同步化治疗，即 CRT（此前推荐为 QRS 间期 <120 毫秒）。另外，以下情况推荐考虑 CRT：QRS 间期≥150 毫秒，证据等级 A，分级 Ⅰ；QRS 间期介于 130~149 毫秒，证据等级 B，分级 Ⅰ〕

慢性心力衰竭患者植入型心律转复除颤器植入的指征有哪些

1. 植入型心律转复除颤器(ICD)植入的适应证

(1) 二级预防:慢性心力衰竭伴低 LVEF,曾有心脏停搏、心室颤动(室颤)或室性心动过速(室速)伴血流动力学不稳定(Ⅰ类,A 级)。

(2) 一级预防:LVEF≤35%,长期优化药物治疗后(至少 3 个月以上)NYHA Ⅱ级或Ⅲ级,预期生存期大于 1 年,且状态良好。①缺血性心力衰竭:心肌梗死(MI)后至少 40 天,ICD 可减少心脏性猝死和总死亡率(Ⅰ类,A 级);②非缺血性心力衰竭:ICD 可减少心脏性猝死和总死亡率(Ⅰ类,B 级)。

2. 植入型心律转复除颤器(ICD)植入的处理要点　适应证的掌握主要根据心脏性猝死的危险分层、患者的整体状况和预后,要因人而异。猝死的高危人群尤其为 MI 后或缺血性心肌病患者,符合 CRT 适应证,应尽量置入 CRT-D。所有接受 ICD 治疗的低 LVEF 患者,应密切注意置入的细程序设计和起搏功能。

[2016 年欧洲心力衰竭指南推荐对心力衰竭患者心肌梗死发生时间在 40 天内或者 NYHA 分级为Ⅳ的患者,不建议应用植入型心律转复除颤器(ICD)

（Ⅲ，A）。如果患者有猝死风险或者作为 ICD 过渡治疗的话，可以考虑穿戴式设备（Ⅱb，C）]

二尖瓣正常及狭窄的瓣口面积分别是多少

慢性风湿性心脏病，其中累及二尖瓣的占 95%~98%，其中单纯二尖瓣病变占 70%~80%，二尖瓣合并主动脉瓣病变占 20%~30%；多与二尖瓣或主动脉瓣病变合并存在。

根据二尖瓣瓣口面积，可将二尖瓣狭窄分为轻度、中度、重度。

1. 正常　二尖瓣瓣口面积 4~6cm²。

2. 轻度狭窄　二尖瓣瓣口面积 1.5~2.0cm²。

3. 中度狭窄　二尖瓣瓣口面积 1.0~1.5cm²。

4. 重度狭窄　二尖瓣瓣口面积 <1.0cm²。

二尖瓣瓣口面积 <1.5cm² 才有症状；主要症状有咳嗽、咯血、呼吸困难和声音嘶哑。

何谓二尖瓣脱垂综合征

二尖瓣脱垂综合征是指各种原因使二尖瓣瓣叶在心脏收缩时向左心房脱垂，导致二尖瓣关闭不全的一系列临床表现。

原发性二尖瓣脱垂综合征是一种先天性结缔组

织疾病,其确切病因未明,在某些患者中为遗传性胶原组织异常。二尖瓣脱垂综合征可发生于各年龄组,较多见于女性,以 14~30 岁女性最多。1/3 患者无其他器质性心脏病,亦可见于马方综合征、系统性红斑狼疮、结节性多动脉炎等患者。以后叶脱垂多见。脱垂的二尖瓣瓣叶腱索间部分膨出,向左心房膨出的瓣叶呈半球状隆起,瓣叶变长、面积增大,严重者二尖瓣瓣环扩张。腱索变细、变长、扭曲,继之纤维化而增厚,以瓣叶受累最重处为显著。部分患者可继发于风湿或病毒感染的验证之后,以前叶脱垂多见。此外,冠心病、心肌病、先天性心脏病、甲状腺功能亢进症的患者亦常合并二尖瓣脱垂。

 二尖瓣脱垂综合征的临床表现有哪些,如何确诊

1. 症状 多数患者无明显症状,或出现间歇、反复和一过性的症状:①胸痛:位于心前区,呈钝痛、锐痛或刀割样痛,程度较轻,持续时间数分钟至数小时,与劳累或精神因素无关,含服硝酸甘油不能使之缓解。发生率 60%~70%。②心悸:可能与心律失常有关,但动态心电图检查发现部分患者心悸与心律失常的相关性不高。发生率 50%。③呼吸困难和疲乏感:40% 的患者主诉气短、乏力,常为初发症状。部分患者无心力衰竭的情况下,运动耐力降低。
严重二尖瓣反流者可出现左心功能不全的表现。
④其他:还可有头晕、昏厥、血管性偏头痛、一过性脑
缺血,以及焦虑不安、紧张易激动、恐惧和过度换气
等神经精神症状。

2. 体征　患者体形多无力型,可伴直背、脊柱
侧凸或前凸、漏斗胸等。心脏冲动呈双重性,在收
缩中期与喀喇音出现的同时,心脏突然退缩使心脏
向外的搏动突然中止,听诊心尖区或其内侧可闻及
收缩中晚期非喷射性喀喇音。此音在第一心音后
0.14 秒以上出现,为腱索被突然拉紧或瓣叶的脱垂
突然中止所致。随即出现收缩晚期吹风样(偶可为
雁鸣样)杂音,常为递增型,少数可为全收缩期杂
音,并掩盖喀喇音。收缩期杂音出现越早,出现时
间越长,表明二尖瓣反流越严重。凡能降低左心室
排血阻力,减少静脉回流,增强心肌收缩力而使左
心室舒张末期容量减少的生理或药物措施如立位、
屏气、心动过速、吸入亚硝酸异戊酯等,均可使收缩
期喀喇音和杂音提前;反之,凡能增加左心室排血
阻力,增加静脉回流,减弱心肌收缩力而使左心室
舒张末期容量增加的生理或药物因素如下蹲、心动
过缓、β受体阻滞剂、升压药等,均可使收缩期喀喇
音和杂音延迟。

3. 辅助检查　①X线检查:可见胸廓畸形,心

影多无明显异常。②心电图：多属正常。部分患者有Ⅱ、Ⅲ、aVF 导联 T 波双相或倒置，以及非特异性 ST 段的改变，在吸入亚硝酸异戊酯或运动后更明显；QT 间期可延长。常见心律失常有房性或室性期前收缩、室上性或室性心动过速、窦房结功能低下和不同程度的房室传导阻滞，亦可见预激综合征。③超声心动图：诊断二尖瓣脱垂具有特别的意义，并可评估二尖瓣反流、瓣叶形态和左心室代偿，后叶超声心动图胸骨旁长轴切面上可见收缩期二尖瓣前后叶突向左心房，并超过瓣环水平。二尖瓣呈明显气球样改变，瓣叶变厚、冗长，瓣环扩大，左心房和左心室扩大，腱索变细延长或断裂。M 型超声可见收缩晚期二尖瓣瓣叶关闭线（CD 段）弓形后移超过 2mm 和全收缩期后移超过 3mm。同时，收缩期一个瓣叶或前后瓣叶均呈吊床样改变。

4. 诊断　主要根据典型的心尖区收缩中、晚期喀喇音和收缩晚期吹风样杂音，药物和动作对杂音的影响，心电图有辅助诊断价值，超声心动图可明确诊断。

❤ 二尖瓣脱垂综合征的并发症有哪些

1. 充血性心力衰竭　见于严重的二尖瓣关闭不全，系瓣环扩大和腱索逐渐拉长，二尖瓣反流逐渐加重所致；亦可急性发生，多在腱索断裂或并发感染性心内膜炎时出现。

2. **感染性心内膜炎** 多见于男性和 45 岁以上者，发生率 1%~10%。凡原仅有喀喇音出现收缩期杂音或杂音时限延长且出现原因不明的发热者，应考虑感染性心内膜炎。

3. **心律失常和猝死** 本病常有心律失常，一般对健康无影响。以室性心律失常最多见，发生率达 50% 以上。阵发性室上性心动过速亦较常见。猝死偶可发生，脱垂严重伴左心室功能失代偿、复杂室性心律失常、QT 间期显著延长、心室晚电位阳性、心房扑动或颤动伴预激综合征、年轻女性有黑蒙晕厥史伴呼吸困难者，猝死的危险性较大。

4. **一过性脑缺血和栓塞** 前者多为脑栓塞所致，45 岁以下的患者发生率可达 40%。本病常伴有血小板活性增高，二尖瓣心房面和腱索与左心室壁摩擦又导致左心内膜纤维化，易于形成血栓。血栓脱落可引起脑动脉、视网膜动脉、冠状动脉、肾动脉、脾动脉、肠系膜动脉等栓塞。

❤ 二尖瓣脱垂综合征如何处理

无症状或症状轻微者，不需治疗，可正常工作生活，定期随访。有晕厥史、猝死家族史、复杂室性心律失常、马方综合征者,应避免过度的体力劳动及剧烈运动。胸痛可用 β 受体阻滞剂,以减少心肌氧耗和室壁张力,减慢心率。硝酸酯类药物可加重二尖瓣脱垂,应慎用。

对心律失常伴心悸、头昏、眩晕或昏厥史者,可用 β 受体阻滞剂,无效时可用苯妥英钠、胺碘酮等,必要时可联合用药。有过短暂性脑缺血发作的二尖瓣脱垂症状患者,可根据情况选择阿司匹林或华法林抗血栓治疗。伴有二尖瓣关闭不全者,在手术、拔牙、分娩或侵入性检查前后,宜预防性使用抗生素,以防止感染性心内膜炎。

严重二尖瓣关闭不全合并充血性心力衰竭者,常需手术治疗。对于腱索延长或断裂、瓣环扩大、二尖瓣增厚但运动良好无钙化者,宜行瓣膜修补术;不适合瓣膜修补术者,行人工瓣膜置换术。

❤ 主动脉瓣狭窄的三联征是什么

呼吸困难、心绞痛和晕厥为典型主动脉瓣狭窄常见的三联征。

❤ 何谓心尖部肥厚型心肌病

心尖部肥厚型心肌病是心肌病的一个特殊类

型,是 1979 年由日本学者报道的。其病变部位主要局限于左心室乳头肌水平以下的心尖部。以心肌非对称性肥厚、心室腔变小为特征,以左心室血液充盈受阻、舒张期顺应性下降为基本病态的心肌病,占肥厚型心肌病的 2%~24%。其发病原因可能与儿茶酚胺分泌过多或心脏对儿茶酚胺分泌过度敏感有关。本病发病年龄以 30~50 岁居多,男性多见。半数患者有高血压,长期剧烈运动或酗酒史。此病在心电图、超声心动图和心脏造影上有其特征性表现。其临床表现为心绞痛和心电图 ST-T 改变。本病缺乏特异性,容易和冠心病或心内膜下心肌梗死相混淆。诊断主要依靠影像学检查。

目前,诊断心尖肥厚型心肌病尚无金标准,一般首先以心电图改变为诊断标准。其主要特点是:①胸前导联 T 波倒置,以 V_3、V_4、V_5 多见。且 T_{V4}>T_{V5}。②ST 段压低,以 V_3~V_5 最显著。③左心室高电压。④ Q-T 间期延长。⑤ Q 波常消失。对于心尖肥厚型心肌病的诊断,主要依赖心脏超声。心脏彩超文献报道的标准为:心尖部室壁厚度 >1.3cm,当心室收缩时,心尖部室腔暗区消失。但目前采用的心脏超声检查不包括心尖部的检查。故对心尖病变为主的肥厚型心肌病容易遗漏。这就需要临床医师结合临床特征和心电图表现提醒超声检查人员必须观察心尖四腔心切面,了解心尖部左心室各壁厚度,避免漏诊。

冠状动脉造影可以确切地把肥厚型心肌病和冠心病区分开来。同时进行左心室造影,可以发现特征性心肌病改变。这种介入性检查方法可以确定诊断。

凡怀疑本病患者均应做心脏彩超或超高速CT(UFCT),及时追踪心肌酶谱的变化及心电图的改变,避免延误病情和盲目治疗。

❤ 高血压性心脏病和肥厚型心肌病如何鉴别

高血压性心脏病也可出现室间隔和左心室后壁的增厚,此增厚也可表现为对称甚至非对称性肥厚,但高血压患者一般不伴有左心室流出道梗阻的表现,即在收缩期左心室腔与流出道之间存在压力阶差,流出道与主动脉间无压力阶差。但作为可靠的鉴别可能为家族史甚至相关基因的检测。

❤ 肥厚型心肌病的特征和临床表现有哪些

特征:心室肌肥厚,典型者在左心室,以室间隔为甚,可呈向心性肥厚。

主要症状:①呼吸困难,多在劳累后出现,是由于左心室顺应性降低,舒张末期压力增高,继而肺静脉压升高,肺淤血所致。②心前区疼痛,多在劳累后出现,似心绞痛,但不典型,是由于肥厚的心肌需氧量增加而冠脉血供相对不足所致。③乏力、头晕与晕厥,多在活动时发生,是由于心率增快,是原已舒张期充盈欠佳的左心室舒张期进一步缩短,加重了充盈不足,心排血量进一步减少导致。活动或情绪激动时由于交感神经作用使肥厚的心肌收缩增强,加重流出道梗阻,心排血量骤减而引起症状。④心悸,由于心功能减退或心律失常所致。⑤心力衰竭。

心脏超声可见:①不对称性室间隔增厚,少数可见弥漫性对称性增厚(需与主动脉狭窄或高血压相鉴别);②二尖瓣前叶或腱索在收缩期前移;③左心室舒张功能障碍,包括顺应性降低、快速充盈时间延长、等容舒张时间延长;④应用多普勒法可以了解杂音的起源和计算梗阻前后的压力差。

● 扩张型心肌病的特征和临床表现有哪些

特征:单侧或双侧心室扩大,心室收缩功能减退,伴或不伴充血性心力衰竭。室性或房性心律失常多见。

症状:以充血性心力衰竭为主,其中以气急和水肿最为常见。各种心律失常都可出现,为首要或主要表现,并有多种心律失常合并出现而构成比较复杂的心律,可以反复发生,有时甚顽固。高度房室传导阻滞、心室颤动、窦房传导阻滞或窦房结暂停可导致阿-斯综合征,成为致死原因之一。此外,尚可有脑、肾、肺等处的栓塞。

心脏超声:在本病早期可见心腔轻度扩大,尤其是左心室,后期各心腔均扩大,室壁运动普遍减弱。二尖瓣、三尖瓣收缩期不能退至瓣环水平,彩色血流多普勒显示二尖瓣和三尖瓣反流。左心室射血分数常减至50%以下,心肌缩短率减小。可能有少量心包积液。

限制型心肌病的特征性表现有哪些

特征是原发性心肌和(或)心内膜纤维化,或是心肌的侵润性病变,引起心脏充盈受阻,发生舒张功能障碍。

起病比较缓慢,早期可有发热,逐渐出现乏力、头晕、气急。病变以左心室为主者有左心衰竭和肺动脉高压的表现如气急、咳嗽、咯血、肺基底部啰音、肺动脉瓣区第二心音亢进等;病变以右心室为主者有右心室回血受阻的表现如颈静脉怒张、肝大、下肢水肿、腹水等。心脏搏动常减弱,浊音界轻度增大,心音低,心率快,可有舒张期奔马律及心律失常。心包积液可存在。内脏栓塞不少见。

心脏超声可见下腔静脉和肝静脉显著增宽,心肌心内膜结构超声回声密度异常。左、右心房扩大,左、右心室腔不大或缩小。右心室心尖部心内膜增厚,甚至心腔闭塞,形成一僵硬变形的异常回声区,使整个心腔变形。心肌壁可以增厚,也可正常或厚度不均,室壁收缩活动减弱。当病变累及房室瓣时,可引起二尖瓣或三尖瓣反流。心包膜一般不增厚。

(姚成增)

参考文献

1. 中华医学会心血管病分会,中华心血管病杂志编辑委员会.中国心力衰竭诊断和治疗指南 2014[J].中华心血管病杂志,2014,42(2):98-122.

2. Ponikowski P,Voors AA,Anker SD,et al. 2016 ESC Guidelines for the diagnosis and treatment of acute and chronic heart failure:The Task Force for the diagnosis and treatment of acute and chronic heart failure of the European Society of Cardiology(ESC). Developed with the special contribution of the Heart Failure Association(HFA)of the ESC [J]. Eur J Heart Fail,2016,18(8):891-975.

3. 陈灏珠,林果为.实用内科学[M].13版.北京:人民卫生出版社,
   2010:1369-1630.

4. 付丽新.简述心尖部肥厚型心肌病[J].中外医疗,2009,28(1):
   169.

心律失常篇

临床上心房颤动如何分类

1. 阵发性心房颤动　心房颤动发作 7 天内,可自行转复窦律或干预治疗转复,心房颤动可能以不同的频率反复发作。

2. 持续性心房颤动　心房颤动持续时间 >7 天。

3. 长期持续性心房颤动　心房颤动持续 >12 个月。

4. 永久性心房颤动　当患者和医师共同决定放弃恢复和(或)维持窦性心律的进一步尝试时,使用永久性心房颤动这个定义。接受房颤律代表患者和医师对治疗的一种态度,而非心房颤动的一种病理生理固有属性。由于症状、干预治疗效果以及患者和临床医师喜好的变迁,对房颤律的接受可能发生变化。

心房颤动的心室率控制目标是什么

阵发、持续、永久性心房颤动患者,推荐使用 β 受体阻滞剂或非二氢吡啶类钙通道阻滞剂控制心室率。无预激的急性期心房颤动患者,推荐静脉使用 β 受体阻滞剂或非二氢吡啶类钙通道阻滞剂,以减慢心室率;血流动力学不稳定的患者需要电复律治疗;活动时出现心房颤动相关症状的患者,应该进行运动时心室率控制评价,按需要调整药物治疗以维持心室率在生理范围。

对心房颤动症状的管理治疗,心率控制(静息心率<80次/分钟)策略是合理的。无预激的危重患者,静脉用胺碘酮对心室率控制可能有用。当药物治疗不能充分控制心室率以及节律控制又无法实现时,房室结消融联合永久性心室起搏治疗可合理控制心室率。

只要患者保持无症状以及左心室收缩功能正常,宽松的心室率控制策略(静息心率<110次/分钟)可能合理。当其他措施失败或禁忌时,口服胺碘酮对心室率控制可能有用。

💜 何种心房颤动患者应采用抗凝治疗

表9　危险分层——CHADS$_2$ 评分新拓展

危险因素	2006 ACC/AHA/ESC CHADS$_2$ 积分	2010 ESC 心房颤动指南 CHA$_2$DS$_2$-VASc 积分
慢性心力衰竭/左心功能障碍(C)	1	1
高血压(H)	1	1
年龄>75 岁(A)	1	2
糖尿病(D)	1	1

续表

危险因素	2006 ACC/ AHA/ESC $CHADS_2$ 积分	2010 ESC 心房颤动 指南 CHA_2DS_2- VASc 积分
卒中/TIA/血栓栓塞病史（S）	2	2
血管疾病（V）		1
年龄 65~74 岁（A）		1
性别（女性）（Sc）		1
最高积分	6	9

如表 9 所示，≥2 分，口服抗凝治疗；如果 $CHADS_2$ 评分 <1 分，可以使用阿司匹林（ASA）81~325mg；如果 $CHADS_2$ 评分≥1 分，可以使用 ASA 81~325mg 或华法林；如果 $CHADS_2$ 评分≥2 分，应当使用华法林或新型抗凝药（达比加群酯、利伐沙班、阿哌沙班等）。例如：女性，65 岁，有糖尿病病史，无心力衰竭、高血压、中风等病史；如按照 $CHADS_2$ 评分为 1 分，属于中风低危病人，可以使用阿司匹林；但如按照 CHA_2DS_2-VASc 评分为 3 分，则中风高危病人，需选择华法林或新型抗凝药进行抗凝治疗。

♥ 何种心房颤动患者适合导管消融治疗

（1）对于症状明显的阵发性心房颤动，导管消融可以作为一线治疗。

（2）对于病史较短、药物治疗无效、无明显器质性心脏病的症状性持续性心房颤动,导管消融在选择性患者中可以作为一线治疗。

（3）对于存在心力衰竭和(或)左心室射血分数减少的症状性心房颤动患者,导管消融在选择性患者中也可作为一线治疗,但其主要症状和(或)心力衰竭应与心房颤动相关。

（4）对于病史较长、不伴有明显器质性心脏病的症状性长期持续性心房颤动,导管消融可以作为维持窦性心律或预防复发的可选治疗方案之一。

执行上述建议时,需充分考虑到术者及所在中心的经验、患者的风险/获益比、影响心房颤动成功转复和维持窦性心律的影响因素、患者的意愿。

存在左心房/左心耳血栓是心房颤动导管消融的绝对禁忌证。

 ## 如何评价心房颤动抗凝治疗后的出血风险

表 10　HAS-BLED 出血风险积分

字母	临床特点	计分
H	高血压	1
A	肝、肾功能异常（各 1 分）	1 或 2
S	卒中史	1
B	出血史	1

续表

字母	临床特点	计分
L	INR 值波动	1
E	老年（如年龄 >65 岁）	1
D	药物或嗜酒（各 1 分）	1 或 2
		最高值 9 分

　　如表 10 所示，积分≥3 分，提示出血高风险，须警惕，并定期复查；积分 0~2 分，出血低风险。

🫀 新型口服抗凝药联合其他药有哪些禁忌

　　1. 达比加群酯
　　（1）正常肾功能
　　禁联用：P- 糖蛋白诱导剂（利福平、圣约翰草、卡马西平、苯妥英），HIV 蛋白酶抑制剂，口服或静脉酮康唑，伊曲康唑，环孢素，他克莫司，决奈达隆。
　　慎联用：P- 糖蛋白强诱导剂，抗血小板药物，非甾体类的抗炎药，溶栓药物，肝素。
　　（2）肾功能不全时
　　禁联用：维拉帕米、克拉霉素、胺碘酮、奎尼丁。
　　慎联用：未知。

2. 利伐沙班

（1）正常肾功能

禁联用：P-糖蛋白与细胞色素 P4503A4 强抑制剂（酮康唑、伊曲康唑），HIV 蛋白酶抑制剂，P-糖蛋白和细胞色素 P4503A4 强诱导剂（利福平、圣约翰草、卡马西平、苯妥英）。

慎联用：抗血小板药物，非甾体类的抗炎药，溶栓药物，肝素。

（2）肾功能不全时

禁联用：未知。

慎联用：P-糖蛋白抑制剂和细胞色素糖蛋白和细胞色素 P4503A4 弱抑制剂（维拉帕米、奎尼丁、地尔硫草、胺碘酮、决奈达隆、非洛地平、红霉素、阿奇霉素）。

3. 阿哌沙班

（1）正常肾功能

禁用：P-糖蛋白与细胞色素 P4503A4 强抑制剂（酮康唑、伊曲康唑），HIV 蛋白酶抑制剂，P-糖蛋白和细胞色素 P4503A4 强诱导剂（利福平、圣约翰草、卡马西平、苯妥英）。

慎联用：未知。

（2）肾功能不全时

禁联用：未知。

慎联用：未知。

新型口服抗凝药有出血并发症时应如何处理

新型口服抗凝药（NOAC）合并严重出血尤其是颅内出血的风险低于华法林。由于所有 NOAC 无特异性拮抗剂,也无常用定量评价的实验室检测方法,对于出血的处理还需随着 NOAC 的广泛使用而逐步积累经验。重要的是,NOAC 半衰期短,停药后 12~24 小时抗凝作用基本消失。因此,要了解患者最后一次服药的时间和剂量,以及可能存在的影响药物代谢动力学的因素,如肾脏功能、合并用药等。

1. 非致命性出血   一般辅助性措施包括停药、压迫止血、外科手术止血,给予补液和血流动力学支持治疗,保证足够的容量和血小板计数正常。服用达比加群酯的患者发生出血,应该充分利尿,透析有效,但是经验不多。但透析对清除因子 Xa 抑制剂可能无效。

2. 致命性出血   通常指重要脏器的严重出血,如颅内出血。基于为数不多的动物实验和体外研究证据,致命性出血的患者可考虑输注浓缩凝血酶原复合物（剂量为 20~30U/kg,可重复 1~2 次）或活化的凝血酶原复合物。重组因子 Ⅶa 的疗效还有待评价。还可考虑给予抗纤溶剂和去氨加压素。新鲜冰冻血浆对于逆转抗凝作用不大,但是可用于扩容。传统抗凝药物的特异性拮抗剂对于逆转 NOAC 无益,如维生素 K 和鱼精蛋白。发生出血后,应有相关多学科联合会诊进行治疗决策,包括心血管内科、急诊科和血液科等。

❤ 心房颤动时为什么要行左心耳封堵术

窦性心律下,左心耳(LAA)具有正常收缩功能而不易形成血栓,心房颤动时左心耳内血流速度显著降低。尤其在左心房(LA)内压力增高的情况下,左心房及心耳需通过增大内径、增强主动收缩来缓解心房内压力,保证左心室有足够的血液充盈。随着左心耳增大,左心耳的充盈和排空速度将进一步降低。除此之外,心房颤动时左心耳口明显增宽,心耳呈球形或半球形改变,心耳壁的不规则内向运动难以产生足够的 LAA 排空,加之 LAA 内肌小梁凹凸不平,易使血流产生漩涡,导致血液在 LAA 内淤积,进而易化血栓形成。因此,对左心耳进行封堵可以有效降低心房内血栓导致的卒中发生率。

❤ 左心耳封堵的适应证和禁忌证有哪些

经皮封堵左心耳的适应证:CHA$_2$DS$_2$-VASc 评分≥2 的心房颤动患者,同时具有下列情况之一:

①不适合长期口服抗凝者；②服用华法林，国际标准化比值（INR）达标的基础上仍发生卒中或栓塞事件者；③HAS-BLED评分≥3。术前应做相关影像学检查以明确心耳结构，应除外其结构不宜植入封堵器者。考虑到左心耳封堵器植入初期学习曲线及风险，建议应在心外科条件较好的医院开展此项技术。

经皮封堵左心耳的禁忌证：①左心耳内径＞65mm、经食管超声心动图（TEE）发现心内血栓/LAA浓密自发显影、严重二尖瓣病变或心包积液＞3mm者。②预计生存期＜1年的病人；低卒中风险（CHA_2DS_2-VASc评分0分或1分）或低出血风险（HAS-BLED评分＜3分）者。③需华法林抗凝治疗的除心房颤动外其他疾病者。④存在卵圆孔未闭合并房间隔瘤和右向左分流，升主动脉/主动脉弓处存在复杂可移动/破裂/厚度＞4mm的动脉粥样硬化斑块者。⑤有胸膜粘连（包括曾经做过心脏手术、心外膜炎及胸部放疗）者，不建议应用LARIAT封堵左心耳。⑥需要接受择期心外科手术者。⑦目前虽无直接证据证实心功能低下为经皮左心耳封堵的不利因素，但对于左心室射血分数＜35%或纽约心脏病协会心功能分级Ⅳ级且暂未纠正者，不建议左心耳封堵。

❤ 临床上心房颤动的常见原因有哪些

当结构和（或）电生理异常使心房组织改变，从而促进异常激动的形成和（或）传播，导致心房颤动发生。这些异常是由多种病理生理机制引起，以致心房颤动代表多种疾病途径和机制的最后共同表现，但尚未完全清楚。

心脏外因素（高血压、肥胖、睡眠呼吸暂停、甲状腺功能亢进症、饮酒／药物）、炎症氧化应激、房性心动过速的重塑、肾素-血管紧张素系统活化、遗传变异（离子通道病、心肌病）引起心房结构的异常，导致心房纤维化、扩张、缺血、浸润和肥大，促使心房颤动发作。房性心动过速的重塑、肾素-血管紧张素系统活化、遗传变异（离子通道病、心肌病）、自主神经系统活化引起心房电异常，导致心房异质性增加、传导减慢、动作电位时程／不应期缩短、自律性增加以及异常的细胞内钙转运，同样促使心房颤动发作。

多种临床因素、心电图和超声心动图异常以及生化结果异常导致心房颤动的风险增加。临床风险因素包括高龄、高血压、糖尿病、心肌梗死、瓣膜性心脏病、心力衰竭、肥胖、阻塞性睡眠呼吸暂停、心胸外科手术、吸烟、运动、饮酒、甲状腺功能亢进症、脉压增加、欧洲人后裔、家族史、遗传变异。心电图风险因素为左心室肥大。超声心动图风险因素为左心房增大、左心室短轴缩短率降低、左心室室壁厚度增加。生化风险因素为 C- 反应蛋白和 B 型脑钠肽。

何谓差异性传导

当窦性或室上性激动通过抵达心室,此时心室内传导组织尚未完全恢复应激与传导功能,因而传导径路发生异常,使心室除极过程有所改变,以致在心电图上出现宽大畸形的 QRS 波群,称为室内差异性传导。

产生机制:①双侧束支不应期不一致。②室上性激动过早抵达心室。③差异性传导的发生还与前一心动周期(R-R)间隔的长短有关。前一心动周期愈长,不应期也愈长,则易发生室内差异性传导。

室性逸搏节律和交界性逸搏节律如何区别

当窦房结兴奋性降低或停搏时,隐性起搏点的舒张期除极有机会达到阈电位,从而发生激动,带动整个心脏,称为逸搏。

1. 室性逸搏　在一个特长的心搏间歇之后,出现一个宽大畸形的 QRS。QRS 前无 P 波,或与其前的 P 波无关。室性逸搏之后可有逆行 P 波。

2. 交界性逸搏 在较基本心律周期为长的间歇之后出现一个 QRS 波。此 QRS 与其前的窦性 QRS 的时距相对恒定,其形态与窦性 QRS 相似(除非伴有室内差异性传导、束支传导阻滞或预激综合征)逸搏之前无 P 波,或虽有窦性 P 波但"PR间期"<0.12 秒;或 QRS 前后有逆行 P 波(逆行 P 波在前,则 P'-R<O.12 秒;逆行 P 波在后,则 R-P'<0.20 秒)。

♥ 预激综合征如何分类,各自的心电图表现如何

1. 房室旁道 大部分预激综合征为此种类型,其解剖基础为 Kent 旁路由心房肌样肌束组成,几乎可存在于环绕房室环的任何部位。

心电图表现:① P-R 间期 <0.12 秒,P 波正常;② QRS 时间 >0.11 秒;③ QRS 波群起始部分变粗钝,称为预激波或 δ 波;④继发性 ST-T 改变。

临床上又分为 2 型:① A 型预激:预激波和 QRS 波群在 V_1 导联向上,其旁道位于左侧房室瓣环周围;②B 型预激:预激波和 QRS 波群的主波 V_1 导联向下,在左胸导联 V_5 向上,其旁道位于右侧房室瓣环的周围。

2. 短 P-R 综合征 又称 LGL 综合征,解剖基础是存在 James 旁路(亦称房室结旁路),它是后结

间束的一部分纤维,绕过房室结顶部而止于房室结的下部或房室束,因而 P-R 间期缩短,不直接进入心室,因而无 δ 波、QRS 波时间正常,且为折返提供了基础条件,故可并发房室结折返性心动过速或快速性心房颤动或心房扑动。

心电图表现:① P-R 间期≤0.11 秒;② QRS 波群时间正常;③没有 δ 波,无继发 ST-T 改变。

3. Mahaim 纤维　该纤维起自房室结、房室束或束支,终止于心室肌或右束支,传导速度较 Kent 束慢,传导有递减特性,旁道一般无逆传或者逆传功能很差。

心电图特征:① P-R 间期≥0.12 秒;② Ⅰ、V₅、V₆ 导联 QRS 波群 Q 波缺失;③ QRS 时间≥0.12 秒,略有增宽;④Ⅲ导联有时可呈 rS 型。

❤ 为何 2∶1 心房扑动用心律平反而加速心室率

心律平又称普罗帕酮,是 ⅠC 类抗心律失常药,其电生理效应是抑制快钠离子内流,减慢收缩除极速度,使传导速度减低,轻度延长动作电位间期及有效不应期,对心房肌细胞作用较强。

心房扑动为大折返环的房性心动过速,使用心律平可以增加心动过速的周长,降低心房频率,在适当的房室结不应期配合下,心房扑动从 2∶1 下传,变为 1：1 下传,从而使心室率加速。

❤ 宽 QRS 心动过速的鉴别要点有哪些

可用 ABCDEF 来概括鉴别要点:

A（atrioventricular dissociation）:指房室分离。室性心动过速可见房室分离。

B（breadth）:指 QRS 波群的宽度。在窦性心律时无束支传导阻滞或近来未应用抗心律失常药物情况下,心动过速发作呈右束支传导阻滞图形时QRS 波群宽度≥140 毫秒或呈左束支传导阻滞图形时 QRS≥160 毫秒提示室性心动过速。但特发性室性心动过速的 QRS 波群宽度多数在 120~140毫秒。

C（concordance）:指胸前导联 QRS 波主波同向性。负向同向性提示室性心动过速,正向同向性提示室性心动过速但不排除室上性心动过速经左侧旁路前传。

D（deviation of axis）:指额面电轴矛盾或指向无人区。电轴指向无人区或心动过速呈左束支传导阻滞图形时伴电轴右偏提示室性心动过速。

E（effect of maneuvers）:指迷走手法刺激的效果。应用刺激迷走神经手法或阻断房室结的药物可造成完全性房室分离。

F（feature of the QRS complex）：指符合室性心动过速特征的 QRS 形态，如 V_1 导联左侧兔耳征等。

 何种室性期前收缩有危害

根据 2014 年的 EHRA/HRS/APHRS "室性心律失常专家共识"，认为下列室性期前收缩可能存在危害，需进行密切随访并给予相应治疗。

（1）室性期前收缩合并有器质性心脏病的患者。

（2）室性期前收缩数量较多的患者（24 小时 > 10 000 次）。

（3）多形性室性期前收缩。

（4）心电图发现患者可能合并有遗传性心律失常，如异常 J 波、QT 间期延长、Brugada 波、epsilon 波等。

（5）运动试验可诱发出室性心动过速的患者。

（6）联律间期小于 300 毫秒的室性期前收缩可能有短 QT 综合征的风险。

（7）发生在下列背景的室性期前收缩，演变为室性心动过速或心室颤动的可能性大，如急性心肌梗死、冠心病心肌缺血时、心肌病、低钾、洋地黄及抗心律失常等药物毒性作用以及特发或继发性长 QT 间期综合征等。

❤ 心房颤动伴室性期前收缩和心房颤动伴差异性传导如何鉴别

心房颤动伴室性期前收缩与差异性传导的诊断要点：

1. 心房颤动伴室性期前收缩

（1）联律间距较固定，常呈二联律、三联律等有规则出现的畸形 QRS 波。

（2）心房颤动伴室性期前收缩的起始向量常与基本（窦性）心搏不同。

（3）室性期前收缩后常有较长的类代偿间歇。

（4）QRS 波间期常大于 0.14~0.16 秒。

（5）QRS 波形态与既往室性期前收缩形态相同。

（6）常在心房颤动心室率缓慢时出现。

2. 心房颤动伴室内差异性传导

（1）常表现为心房颤动长间期后出现的提早（短间期后）的畸形 QRS 波。

（2）70% 的室内差异性传导在 V_1 中呈 3 相波的右束支传导阻滞。

（3）右束支传导阻滞型差异性传导的起始向量常与基本（窦性）心搏相同。

（4）心房颤动伴差异性传导后常无长间歇。

（5）室内差异性传导多出现在快室率心房颤动

时,尤其在未使用洋地黄前。

（6）若心房颤动的基本 QRS 波畸形,则发生室内差异性传导时 QRS 波更加宽大畸形。

起搏器植入的指征有哪些

以下主要介绍起搏器植入的 I 类和 II a 类适应证:

1. 窦房结功能不全植入永久起搏器的建议

I 类

（1）记录到有症状的窦房结功能障碍,包括经常出现导致症状的窦性停搏。有症状的变时性不佳者。

（2）由于某些疾病必须使用某类药物,而这些药物又可引起窦性心动过缓并产生症状者。

II a 类

（1）窦房结功能障碍导致心率 <40 次 / 分钟,症状与心动过缓之间存在明确的证据,但无论是否记录到心动过缓。

（2）有不明原因晕厥者,临床上发现或电生理检查诱发窦房结功能障碍者。

2. 关于成人获得性房室传导阻滞（AVB）的建议

I 类

（1）任何阻滞部位的 III 度 AVB 和高度 AVB,并

发有症状的心动过缓（包括心力衰竭）或有继发于
AVB 的室性心律失常。

（2）长期服用治疗其他心律失常或其他疾病的
药物，而该药物又可导致Ⅲ度 AVB 和高度 AVB（无
论阻滞部位），并发有症状的心动过缓者。

（3）清醒状态下任何阻滞部位的Ⅲ度 AVB 和
高度 AVB 且无症状的患者，被记录到有 3 秒或更长
的心脏停搏，或逸搏心率低于 40 次 / 分钟，或逸搏
心律起搏点在窦房结以下者。

（4）清醒状态下任何阻滞部位的Ⅲ度 AVB 和
高度 AVB，无症状的心房颤动和心动过缓者有 1 个
或更多至少 5 秒的长间歇。

（5）导管消融房室结后出现的任何阻滞部位的
Ⅲ度 AVB 和高度 AVB。

（6）心脏外科手术后没有可能恢复的任何阻滞
部位的Ⅲ度 AVB 和高度 AVB。

（7）神经肌肉疾病导致的任何阻滞部位的Ⅲ
度 AVB 和高度 AVB，如强制性肌营养不良、卡恩
斯 - 塞尔综合征（Kearns-Sayre 综合征）、假肥大性
肌营养障碍、腓侧肌萎缩患者，有或没有心动过缓
的症状。

（8）伴有心动过缓症状的Ⅱ度 AVB，无论分型
或阻滞部位。

（9）任何阻滞部位的无症状Ⅲ度房室传导阻滞

平均心室率 <40 次 / 分钟或 >40 次 / 分钟伴有心脏增大或左心室功能异常或阻滞在房室结以下者。

（10）无心肌缺血下运动时的Ⅱ度或Ⅲ度 AVB。

Ⅱa 类

（1）成人无症状的持续性Ⅲ度 AVB，逸搏心率低于 40 次 / 分钟不伴有心脏增大。

（2）电生理检查发现在房室束内或以下水平的无症状性Ⅱ度 AVB。

（3）Ⅰ度或Ⅱ度 AVB 伴有类似起搏器综合征的血流动力学表现。

（4）无症状的Ⅱ度Ⅱ型 AVB，且为窄 QRS 波者。但当Ⅱ度Ⅱ型 AVB 伴有宽 QRS 波者，包括右束支传导阻滞，则适应证升级为Ⅰ类。

3. 关于慢性双分支传导阻滞的建议

Ⅰ类

（1）伴有高度 AVB 或一过性Ⅲ度 AVB。

（2）伴有Ⅱ度Ⅱ型 AVB。

（3）伴有交替性束支传导阻滞。

Ⅱa 类

（1）虽未证实晕厥是由 AVB 引起，但可排除其他原因（尤其是室性心动过速）所引起。

（2）虽无临床症状，但电生理检查发现 HV 间期≥100 毫秒。

（3）电生理检查时，由心房起搏诱发的非生理性房室束以下的阻滞。

临时起搏植入的指征有哪些

1. 可逆性的或一过性的严重房室传导阻滞、三分支传导阻滞或有症状的窦性心动过缓、窦性停搏等（如药物过量或中毒、电解质失衡、急性心肌梗死、外科或导管消融术后等）。

2. 保护性起搏，潜在性窦性心动过缓或房室传导阻滞需做外科手术、心导管手术、电转复等手术及操作者。

3. 反复发作的阿-斯综合征（Adams-Stokes syndrome）者在植入永久性起搏器之前以及起搏器依赖患者更换起搏器前的过渡性治疗。

4. 药物治疗无效或不宜用药物及电复律治疗的快速心律失常，如心动过缓或药物诱发的尖端扭转型室性心动过速、反复发作的持续性室性心动过速及室上性心动过速、房性心动过速等给予起搏或超速起搏终止心律失常，达到治疗目的。

5. 一般放置不超过2周。

如何鉴别右心室流出道期前收缩

右心室流出道是特发性室性期前收缩及特发

性室性心动过速发生最多的部位,起源于该部位的特发性室性期前收缩与室性心动过速的诊断一旦明确,经射频消融术治疗的成功率高达90%以上。

右心室流出道室性期前收缩、室性心动过速的心电图均表现为类左束支传导阻滞而伴电轴正常或右偏。但起源于右心室其他部位的室性期前收缩、室性心动过速也都可能具有这些特征,包括右心室游离壁和右心室心尖部。

右心室流出道位于整个右心室位置偏高的心底部,起源于该部位的室性期前收缩、室性心动过速在室内除极扩布时,其除极的总方向一定指向下、指向右。

体表心电图 aVL 与 aVR 导联的探查电极位于心脏上方,当右心室流出道室性期前收缩、室性心动过速在心室内除极时,其向下、向右的除极向量一定背向 aVL 和 aVR 导联的探查电极,故在这两个导联形成以负向波为主的 QRS 波。而右心室流出道的解剖部位更靠近室间隔更偏向左,这使 aVL 导联QRS 以负向波为主的特征更明显、更重要。而Ⅱ、Ⅲ、aVF 导联的探查电极位于心脏的下方,故右心室流出道室性期前收缩、室性心动过速的心室除极一定面向Ⅱ、Ⅲ、aVF 导联的探查电极而形成直立的高大 R 波。

左束支传导阻滞合并心肌梗死有哪些心电图特点

1. QRS 波群的变化　左束支传导阻滞时,由于束支传导阻滞本身引起的 QRS 波群的变化可以与心肌梗死的图形相似,也可以使已经存在的心肌梗死图形变得不清楚,总结下来主要有以下特点:①Ⅰ、aVL、V_5、V_6 导联出现 Q 波;②V_3~V_5 导联 S 波有切迹(Cabrera 征);③小而窄的 R 波或者 QRS 波群的终末部有系列小切迹;④Ⅰ、aVL、V_5 和 V_6 导联 R 波的升支有切迹(Chapman 征);⑤Ⅲ导联和 aVF 导联出现 Q 波;⑥aVF 导联 Q 波时限超过 50 毫秒。

2. ST 段的改变　ST 段的变化常为心肌梗死急性期的特征性心电图改变,而当患者合并左束支传导阻滞时,束支传导阻滞所致的继发性 ST 段改变可干扰心肌梗死所致 ST 段原发性改变的观察。

一般梗死的时候心电图会表现为:①ST 段同向性(指与 QRS 主波方向一致)上抬≥1mm(5 分);②V_1、V_2 或 V_3 导联 ST 段下移≥1mm(3 分);③ST 段异向性(指与 QRS 主波方向相反)上抬≥5mm(2 分)。

在上述 3 条标准基础上,还建立了一个简单的评分系统。如上 3 条分别记 5 分、3 分和 2 分,若患者评分 3 分以上则心肌梗死诊断特异性很高；而如果评分不到 3 分，亦即指符合第 3 条标准的话则心肌梗死诊断还有待进一步检查明确。

3. T 波的改变　完全左束支传导阻滞时，典型的继发性 T 波改变呈异向性变化，即以 R 波为主的导联 T 波常倒置而 S 波为主的导联 T 波高尖。而由心肌缺血或其他因素所致的原发性 T 波异常与 QRS 波群的主波方向一致，即以 S 波为主的导联 T 波倒置，R 波为主的导联 T 波则与 R 波呈同向性变化。

 植入型心律转复除颤器的主要适应证有哪些

Ⅰ类适应证：

（1）可逆性原因导致的心室颤动或血流动力学不稳定的持续性室性心动过速，引起的心脏骤停存活者。

（2）合并自发持续性室性心动过速的器质性心脏病患者。

（3）不明原因的晕厥患者，电生理检查诱发出血流动力学不稳定持续性室性心动过速或心室颤动。

（4）心肌梗死 40 天以上，LVEF<35%，心功能Ⅱ级或Ⅲ级的患者。

（5）心功能Ⅱ级或Ⅲ级，LVEF<35% 的非缺血性心肌病患者。

（6）心肌梗死 40 天以上，LVEF<30%，且心功能Ⅰ级的患者。

（7）心肌梗死后非持续性室性心动过速，LVEF≤40%，电生理检查诱发出心室颤动或持续性室性心动过速。

Ⅱa 类适应证：

（1）不明原因晕厥患者，伴随明显左心室功能障碍和非缺血性扩张型心肌。

（2）心室功能正常或接近正常的持续性室性心动过速患者。

（3）伴随 1 个或以上心脏性猝死（SCD）主要危险因子（心脏骤停史、自发性持续性室性心动过速、猝死家族史、不明原因晕厥、左心室壁厚度 >130mm、异常的运动后血压反应、自发性非持续性室性心动过速）的肥厚型心肌病患者。

（4）伴随 1 个或以上 SCD 主要危险因子（心脏骤停史、室性心动过速引起的晕厥、广泛右心室受累的证据、左心室累及、存在多形性室性心动过速和心尖室壁瘤）的致心律失常性右心室心肌病患者。

（5）服用 β 受体阻滞剂期间有晕厥和（或）室性心动过速史的长 QT 综合征患者。

（6）等待心脏移植的非住院患者。

（7）有晕厥史的 Brugada 综合征患者。

（8）没有引起心脏骤停，但有明确室性心动过速记录的 Brugada 综合征患者。

（9）服用 β 受体阻滞剂期间有晕厥和（或）记录到持续性室性心动过速的儿茶酚胺敏感的多形性室性心动过速患者。

（10）心脏肉瘤病、巨细胞心肌炎或 Chagas 疾病。

 何谓蝉联现象

蝉联现象（linking phenomenon）是临床心电图学常见的一种心电现象，早期的研究主要局限于束支间的蝉联，是指束支间连续的跨室间隔发生的隐匿性传导，并引起一侧束支持续的功能性阻滞的心电学现象。分为：左束支下传型：即蝉联发生时 QRS 波群呈右束支传导阻滞型。右束支下传型：即蝉联发生时 QRS 波群呈左束支传导阻滞型。两型中，左束支下传型多见，约占 70%；右束支下传型少见，约占 30%。

目前认为，在激动传导的方向上出现两条传导径路时都可能发生蝉联现象，传导的径路可以是解剖学的或是功能性的。蝉联现象常见于左右束支之间，房室结慢快径路之间，预激旁道与房室传导系之间。不同部位发生的蝉联现象机制相同，即激动前传时，一条径路处于不应期而发生功能性阻滞，激动沿另一条径路下传，激动下传的同时向阻滞的径路产生隐匿性传导,引起该径路在下次激动到达时再一次发生功能性阻滞,当心电图出现这种一侧传导径路下传并向对侧径路连续隐匿性传导,使之发生持续功能性阻滞时,蝉联现象的诊断则可确立。

何谓室性心动过速

室性心动过速,简称室速,是指起源于心室、自发、连续 3 个或 3 个以上、频率大于 100 次 / 分钟的期前收缩波动组成的心律。如果是心脏电生理检查程序刺激所诱发的室速,则必须持续 6 个或 6 个以上连续的心室搏动。室速多见于有器质性心脏病的患者,发作时间稍长,常常伴有血流动力学的改变,因此,临床上情况都表现为紧急,是心血管病常见的急症之一。

常见室性心律失常的定义是什么

非持续性室性心动过速:连续 3 个或 3 个以上心室搏动、频率大于 100 次 / 分钟、持续时间 <30 秒。

持续性室性心动过速:连续的心室搏动在 30 秒以上,或者室性心动过速引起血流动力学不稳定,需要紧急干预。

双向性室性心动过速:发作时 QRS 电轴交替变

化的室性心动过速。

心室自主心律:3个或以上的连续起源于心室的QRS波群,心室率小于100次/分钟。

单形性室性心动过速:发作时形态单一的室性心动过速。

异形性室性心动过速:超过一种形态的,稳定的QRS波的心动过速。

多形性室性心动过速:室性心动过速发作过程中出现连续变化的多种QRS波,心率在100~300次/分钟。

尖端扭转型室性心动过速:以QRS波群围绕等电位线扭转为特征的室性心动过速,可能与长QT间期有关。

心室扑动:规则的(周期变化≤30毫秒),心室率约300次/分钟,形态一致,QRS波间无等电位线的室性心动过速。

心室颤动:通常>300次/分钟,心室节律完全不规则,且QRS周期、形态、振幅均显著变化。

 如何评价导管消融对室性心律失常的疗效

1. 室性期前收缩导管消融治疗　目前尚无关于导管消融消除室性期前收缩的随机临床试验。导管消融室性期前收缩应仅用于症状明显、发作频繁的患者,有效率可达 74%~100%。手术的成功可能取决于室性期前收缩的起源部位,冠状静脉和心外膜起源的室性期前收缩的消融成功率明显低于其他部位。完全消除室性期前收缩是消融的目标,但消融部分成功仍可显著改善左心室收缩功能。如室性期前收缩为多形性或检查中室性期前收缩不能诱发时,导管消融的成功率较低。导管消融室性期前收缩的并发症发生率较低(1%)。对室性期前收缩,目前导管消融主要推荐用于以下两类患者:①已行保守药物治疗但症状仍较明显的患者;②室性期前收缩负荷较大,导致左心室收缩功能降低的患者。

2. 持续性单形性室性心动过速的导管消融治疗 导管消融是一种重要的非药物治疗方法,也可以作为抗心律失常药物治疗的辅助手段,它可以降低缺血性心肌病患者的植入型心律转复除颤器(ICD)电击率。陈旧性心肌梗死、低射血分数及血流动力学稳定的室性心动过速(VT)患者,导管消融可以明显降低 VT 的发生率,射血分数 >30% 的患者受益最大。对于缺血性心肌病患者,冷盐水灌注导管消融在降低持续性单形性室性心动过速(SMVT)的复发率方面优于抗心律失常药物。导管消融不仅可以降低伴缺血性心肌病的 SMVT 的复发率,还可以降低远期死亡率。导管消融或抗心律失常药物都可作为陈旧性心肌梗死继发 VT 的一线治疗,但导管消融更适用于无休止的 SMVT 患者。抗心律失常药物仍然作为一线治疗,而导管消融则用于给予药物治疗后 VT 仍然反复发作的患者。合并器质性心脏病的 SMVT 的导管消融,手术并发症的发生率 <5%,主要包括房室传导阻滞、心脏穿孔、中风或短暂性脑缺血、心力衰竭或死亡。

♥ 什么是长 QT 综合征,应如何诊断

遗传性长 QT 综合征(long QT syndrome,LQTS)是由于编码心脏离子通道的基因突变导致的一组综合征,表现为心脏结构正常,QT 间期延长和 T 波异常,心律失常发作时呈典型的尖端扭转型室性心动过速(torsade de pointes,TdP),易发晕厥、抽搐和猝死。

1. 具备以下 1 种或多种情况,可明确诊断 ①无 QT 间期延长的继发性因素、Schwartz 诊断评分 ≥3.5 分(表 11);②存在明确的至少 1 个基因的致病突变;③无 QT 间期延长的继发性原因,12 导联心电图 QTc≥500 毫秒。

2. 以下情况可以诊断 有不明原因晕厥、无 QT 间期延长的继发原因、未发现致病性基因突变、12 导联心电图 QTc 在 480~499 毫秒。

表 11　遗传性长 QT 综合征的评分标准

		>480	3.0
心电图表现	QTc（ms）	460~470	2.0
		>450	1.0
	尖端扭转型室性心动过速		2.0
	T 波交替		1.0
	T 波切迹（3 个导联以上）		1.0
	静息心率＜正常 2 个百分位数		0.5
临床表现	晕厥		2.0
	紧张引起		1.0
	非紧张引起		0.5
	先天性耳聋		2.0
家族史	家庭成员中有肯定的 LQTS		1.0
	直系亲属中有 <30 岁的心脏性猝死		0.5

♥ 长 QT 综合征应如何治疗

（1）改变生活方式：包括避免使用可延长 QT 间期的药物；纠正腹泻、呕吐、代谢性疾病及减肥导致饮食失衡，预防和治疗电解质紊乱。

（2）高危患者应避免参加竞技性运动。

（3）β 受体阻滞剂：无晕厥但 QTc≥470 毫秒，有晕厥或记录到室性心动过速或心室颤动者，应使用 β 受体阻滞剂。QTc≤470 毫秒且无症状者，可以使用。

（4）左侧交感神经去除术：适用于存在植入型心律转复除颤器（ICD）禁忌证或拒绝应用者；β受体阻滞剂无效或不耐受；β受体阻滞剂和（或）ICD治疗期间仍发生心脏事件。

（5）ICD：心脏骤停幸存者；β受体阻滞剂治疗期间仍有晕厥发作者。

（6）钠通道阻滞剂：长QT综合征3型患者且QTc>500毫秒，如一次口服可使QTc缩短40毫秒以上者，可选用。（长QT综合征3型患者的心律失常主要发生在休息或睡眠中）

（7）无症状的LQTS患者在未试用β受体阻滞剂前不建议使用ICD。

❤ 什么是Brugada综合征，应如何诊断

Brugada综合征是以心电图右胸导联ST段抬高，常伴有不同程度的心脏传导阻滞，具有潜在恶性心律失常危险和心脏性猝死（SCD）家族史为特征的遗传性疾病。

诊断标准：①符合下列心电图特征可以考虑诊断Brugada综合征Ⅰ型：位于第2、3或4肋间的右胸导联，至少有1个记录到自发或由Ⅰ类抗心律失常药物诱发的Ⅰ型ST段抬高≥2mm（图2A）。②符合下列心电图特征可以考虑诊断Brugada综合征Ⅱ

型或Ⅲ型：位于第 2、3 或 4 肋间的右胸导联，至少有 1 个记录到Ⅱ型或Ⅲ型 ST 段抬高，并且Ⅰ类抗心律失常药物激发试验可诱发Ⅰ型 ST 段抬高（图 2B、C）。③临床确诊 Brugada 综合征：除心电图特征外，需记录到心室颤动（VF）或多形性室性心动过速（VT）或有猝死家族史。

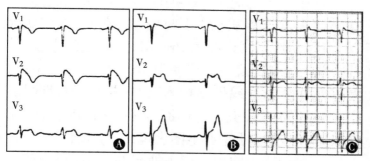

图 2　Brugada 综合征Ⅰ～Ⅲ型心电图 ST 段抬高表现

A、B、C 分别为Ⅰ型、Ⅱ型和Ⅲ型

♥ Brugada 综合征的治疗原则有哪些

1. 改变生活方式　避免使用可能诱发右胸导联 ST 段抬高或使 ST 段抬高恶化的药物；避免过量饮酒；及时使用退热药物治疗发热。

2. 心脏骤停的生还者和（或）记录到自发性持续性室性心动过速（VT）的患者，伴或不伴晕厥，应植入 ICD。

3. 有自发性 I 型心电图改变,而且明确有因室性心律失常导致的晕厥史,可植入 ICD。

4. 诊断为 Brugada 综合征,程序电刺激可诱发心室颤动(VF),可考虑植入 ICD。

5. 仅以猝死家族史和药物激发的 I 型心电图改变的无症状 Brugada 综合征不应植入 ICD。

6. 奎尼丁的应用 ①确诊为 Brugada 综合征并有心律失常风暴史(24 小时内 VT 或 VF 发作 2 次以上)应使用。②诊断为 Brugada 综合征的患者,并且合并下列情况之一者应使用:满足植入 ICD 指征,但有 ICD 禁忌证或拒绝植入 ICD;需治疗的有明确室上性心律失常史。③诊断为 Brugada 综合征,无症状但有自发性 I 型心电图表现,可考虑使用。

7. 异丙肾上腺素 用于抑制 Brugada 综合征患者的心律失常风暴。

8. 导管射频消融 诊断为 Brugada 综合征,有心律失常发作史或反复的 ICD 不恰当电击。

 如何预防扩张型心肌病的猝死

1. 建议扩张型心肌病(DCM)患者采用最佳的药物治疗(ACEI、β 受体阻滞剂、醛固酮拮抗剂)。

2. DCM 伴室性心律失常患者,应迅速识别并治疗心律失常的原因(低钾血症、致心律失常药物)以及并发症(甲状腺疾病)。

3. DCM 伴血流动力学不稳定的室性心律失常,生存期 >1 年,功能状态良好,建议植入 ICD 治疗。

4. DCM 经过≥3 个月的最佳药物治疗,生存期 >1 年,功能状态良好,伴有症状性心力衰竭(HF)(NYHA Ⅱ~Ⅲ级),射血分数≤35%,建议植入 ICD 治疗。

5. DCM 伴药物难治性束支折返性的室性心动过速患者,建议射频消融。

6. 有明确致病基因 LMNA 和临床危险因素的患者建议植入 ICD 治疗。

7. 稳定 DCM 伴有中危冠心病和新发心律失常患者建议行冠状动脉造影。

8. 经过最佳设备程控,植入 ICD 后仍经历反复恰当电击复律的患者,建议使用胺碘酮治疗。

9. 药物难治性非束支折返性室性心动过速,建议导管消融。

10. 建议侵入式电生理检查对 DCM 患者进行风险评估。

11. 不建议钠通道阻滞剂和决奈达隆治疗 DCM 患者的室性心动过速。

12. 不建议使用胺碘酮治疗 DCM 患者的非持续性室性心动过速。

如何预防致心律失常型右心室心肌病的猝死

1. 建议致心律失常型右心室心肌病（ARVC）患者避免参加竞技性运动。

2. 建议 β 受体阻滞剂作为一线药物治疗，滴定到最大耐受剂量，改善贫乏室性期前收缩和非持续性室性心动过速的症状。

3. 有心脏骤停史，血流动力学差的患者建议植入 ICD 治疗。

4. 频发室性期前收缩，非持续性室性心动过速，不能耐受 β 受体阻滞剂或有禁忌的患者，建议使用胺碘酮治疗。

5. 频发室性期前收缩或室性心动过速患者，药物治疗无效，建议有经验的中心进行导管消融治疗。

6. 血流动力学耐受性好的持续性室性心动过速的 ARVC 患者，权衡 ICD 风险之后（包括长期并发症和治疗获益），建议植入 ICD 治疗。

❤ **电复律的适应证有哪些**

心脏电复律对终止折返性心动过速特别有效。原则上，任何形式的心动过速，只要导致低血压、充盈性心力衰竭或心绞痛，而内科治疗又不能迅速奏效时,均应电击终止。转复成功后,患者的血流动力学状态几乎均能改善。

1. 心室颤动和心室扑动　一旦出现心室颤动或心室扑动,通常即可引起显著的血流动力学障碍,应立即使用非同步电击复律,而且应越早越好,因为除颤成功的可能性随着时间的流逝而降低且心室颤动可能在数分钟内转为心脏停跳。对于顽固性心室颤动患者,必要时可静脉推注利多卡因或胺碘酮等药物;若电击前心室颤动波很细小,可以静脉注射肾上腺素,使颤动波变大,以提高转复的成功率。

2. 室性心动过速　室性心动过速经药物治疗无效或伴有严重血流动力学障碍及频发阿 - 斯综合征应紧急行同步直流电电击复律;但是对于无法识别 R 波的快速室性心动过速,有时只能进行非同步电击复律治疗。

3. 心房颤动　心房颤动是选用同步直流电复律中最常见的一种心律失常。电复律即刻成功率在 70%~96%。由于心房颤动的病因各异,病程长短不一,对药物反应差异较大,故在电复律的选择上应多方权衡。心房颤动行电复律治疗应遵循下述原则:有血流动力学障碍或症状严重,但药物治疗未能有效时需尽快电复律;无明显血流动力学障碍不需紧急电复律,但电复律后可望维持窦性心律,改善心功能,缓解症状。

心房颤动有下列情况者可考虑电复律：①心室率快、药物治疗无效；②心房颤动后心力衰竭或心绞痛恶化或不易控制；③持续心房颤动病程在 1 年以内且心房颤动前窦房结功能正常；④心脏、左心房扩大不明显（心胸比例 <60%，左心房 <55mm，心室率 >200 次 / 分钟）时应考虑同步直流电复律，当心室率达 250 次 / 分钟，常立即给予同步直流电复律。

但是近年来对以心房大小、瓣膜病变严重程度来决定是否进行电击复律有不同意见，不少临床学家认为，对心房颤动患者都应给予 1 次电复律的机会。

4. 心房扑动　心房扑动药物治疗通常较为困难，而电复律对心房扑动有较高的转复率，成功率几乎为 100%，且所需能量较小，50J 以下能量电击，95% 的患者可转复为窦性心律。故有人提出电复律是终止心房扑动的首选方法，特别是快速心室率引发低血压、心力衰竭或心绞痛的患者，可立即同步电复律。

5. 阵发性室上性心动过速　绝大多数室上性心动过速不需要首选电复律，应根据具体情况首选兴奋迷走神经的方法转复，或选用药物转复方法，也可选用食管调搏治疗。但是，少数顽固性阵发性室上性心动过速经上述治疗无效，发作持续时间长，并伴有血流动力学障碍，如血压下降、诱发或加重心绞痛或心力衰竭,此时无论是窄 QRS 还是宽 QRS 型均应立即行直流电转复治疗。

6. 异位性心动过速性质不明 异位性心动过速而性质不明(如室上性心动过速伴差异性传导,抑或室性心动过速不能明确鉴别时),导致用药困难且伴有明显血流动力学障碍者。

❤ 根据表现形式,心动过速如何分类

临床心动过速的形式表现为突发突止的称为阵发性心动过速,表现为非突发突止的称为非阵发性心动过速,心动过速持续小于半分钟的称为非持续性心动过速,心动过速持续半分钟以上的称为持续性心动过速。如果心动过速连发偶有少许窦性心律者称为无休止性心动过速。

❤ 何谓紊乱性房性心动过速

患有肺部疾病的老年患者,容易发生紊乱性房性心动过速(CAT),易误诊为快速型心房颤动。两者在治疗上有着根本的差异。CAT 用洋地黄治疗效果也不佳,且易发生洋地黄中毒,电击复律也无效。CAT 又称多源性房性心动过速,属于自律性心动过速的一种特殊类型,常由多源性房性期前收缩发展

而来。CAT 的发生机制主要有 3 种说法：①多源性房性心动过速可能为心房内多个异位起搏点发放冲动所致，即心房有多部位自律性异常，但尚未证实；②有许多电生理检查资料表明，触发活动在多源性房性心动过速的发生中具有重要意义；③还有人认为折返可能是其发生机制，但程序刺激不能终止或诱发 CAT，提示多源性房性心动过速中折返性机制的可能性不大。

1. 心电图特征　①同一导联上至少有明显可辨的 3 种不同形态的 P′ 波，P′ 波可直立、倒置、双向；②心房率可达 100~250 次 / 分钟，平均心房率为 142 次 / 分钟；③房性心动过速时 P′-P′ 间期、P′-R 间期明显不等，但 P′ 波之间存在等电位线；④心室率快而不规则，通常在 100~170 次 / 分钟，平均为 127 次 / 分钟；⑤房性心动过速时约有 20% 伴不同程度房室传导阻滞，常为 Ⅰ 度房室传导阻滞；⑥可出现 Ⅰ 度室内传导障碍或束支传导阻滞图形；⑦可有不同程度的 ST-T 改变。

2. 鉴别诊断　①心房颤动（AF）和 CAT 在心室节律上极相似，R-R 间期极度不规则，临床上极易误诊。CAT 的 P′ 波清晰可辨，而 AF 为不规则低振幅颤动波。CAT 可见 P′-P′ 之间存在等电位线而 AF 则无。②窦性心动过速伴窦性心律不齐时和 CAT：当窦性心动过速伴窦性心律不齐时，P-P 间期变化较明显,仔细观察 P 波形态均为正常窦性外形,一般发生于正常人,与呼吸有关。

3. 临床意义　CAT 的院内心电检出率为 0.05%~0.38%,常发生于 60~70 岁以上人群,男女发生率无差异,约有 60% 的患者有严重的肺脏疾病(如慢性阻塞性肺疾病、肺炎及肺动脉栓塞等)。心脏疾病中冠心病常为其病因,但心肌梗死并不常见。CAT 可持续数分、数小时、数日或数月,通常在 2 周内终止或转为窦性心律或演变为 AF 或心房扑动,其死亡率较高。

💓 如何评估心律失常患者的危险因素

往往发生心律失常的患者本身都有一些危险因素,这些危险因素包括:①恶性室性心律失常;②左心室功能不全,临床心力衰竭左心室射血分数(LVEF)<30% 者预测意义更大;③传导阻滞,尤其是室内传导阻滞;④心肌缺血极易使抗心律失常药物的抗心律失常作用转为促心律失常,尤以 I C 类药为然;⑤原有复极延长(QT 间期延长);⑥增加药物剂量过快,而致血药浓度突然增高;⑦药物的相互作用。所谓安全地应用抗心律失常药物就是要尽量避免上述的不安全因素。

何种心律失常属于恶性心律失常

①频率在 230 次 / 分钟以上的单形性室性心动过速；②心室率逐渐加快的室性心动过速，有发展成心室扑动和（或）心室颤动的趋势；③室性心动过速血流动力学障碍，出现休克或左心衰竭；④多形性室性心动过速，发作时伴晕厥；⑤特发性心室扑动和（或）心室颤动。

（代世摩）

❖❖ 参考文献 ❖❖

1. January CT，Wann LS，Alpert JS，et al. 2014 AHA/ACC/HRS guideline for the management of patients with atrial fibrillation. A report of the American College of Cardiology/American Heart Association Task Force on Practice Guidelines and the Heart Rhythm Society［J］. J Am Coll Cardiol，2014，64（21）：2305-2307.

2. 中华心血管病杂志血栓循证工作组 . 非瓣膜病心房颤动患者应用新型口服抗凝药物中国专家建议［J］. 中华心血管病杂志，2014，42（5）：362-369.

3. 中华医学会心电生理和起搏分会，中华医学会心血管病学分会，中国医师协会心律学专业委员会 . 左心耳干预预防心房颤动患者血栓栓塞事件：目前的认识和建议［J］. 中国心脏起搏与心电生理杂志,2014,28（6）:471-486.

4. 王焱,黄卫斌. 心电图高阶［M］. 2版. 北京:北京大学医学出版社, 2009:44-50.

5. 王焱,黄卫斌. 心电图高阶［M］. 2版. 北京:北京大学医学出版社, 2009:3-12.

6. 吴永全,杨新春. 临床心律失常与电生理学［M］. 北京:北京大学医 学出版社,2011:342-390.

7. 吴永全,杨新春. 临床心律失常与电生理学［M］. 北京:北京大学医 学出版社,2011:187-202.

8. 吴永全,杨新春. 临床心律失常与电生理学［M］. 北京:北京大学医 学出版社,2011:420-432.

9. Pedersen CT,Kay GN,Kalman J,et al. EHRA/HRS/APHRS expert consensus on ventricular arrhythmias［J］. Europace,2014,16（9）: 1257-1283.

10. Brignole M,Auricchio A,Baron-Esquivias G,et al. 2013 ESC Guidelines on cardiac pacing and cardiac resynchronization therapy: the Task Force on cardiac pacing and resynchronization therapy of the European Society of Cardiology（ESC）. Developed in collaboration with the European Heart Rhythm Association（EHRA）［J］. Eur Heart J,2013,34（29）:2281-2329.

11. 吴永全,杨新春. 临床心律失常与电生理学［M］. 北京:北京大学 医学出版社,2011:471-494.

12. 华宝桐,郭涛. 急性心肌梗死合并完全性左束支传导阻滞的心电图诊断[J].心血管病学进展,2008,29(1):110-112.

13. 中华医学会心电生理和起搏分会,中华医学会心血管病学分会,中国医师协会心律学专业委员会植入型心律转复除颤器治疗专家共识工作组.植入型心律转复除颤器治疗的中国专家共识[J].中华心律失常学杂志,2014,18(4):242-253.

14. 郭继鸿.蝉联现象[J].临床心电学杂志,1999,8(3):183-189.

15. 吴永全,杨新春.临床心律失常与电生理学[M].北京:北京大学医学出版社,2011:1-28.

16. 中华心血管病杂志编辑委员会心律失常循证工作组.遗传性原发性心律失常综合征诊断与治疗中国专家共识[J].中华心血管病杂志,2015,43(1):5-21.

17. Priori SG,Blomström-Lundqvist C,Mazzanti A,et al. 2015 ESC Guidelines for the management of patients with ventricular arrhythmias and the prevention of sudden cardiac death:The Task Force for the Management of Patients with Ventricular Arrhythmias and the Prevention of Sudden Cardiac Death of the European Society of Cardiology(ESC). Endorsed by:Association for European Paediatric and Congenital Cardiology(AEPC)[J]. Eur Heart J,2015,36(41):2793-2867.

18. 葛均波.现代心脏病学[M].上海:复旦大学出版社,2011:261-332.

19. 陈灏珠,林果为.实用内科学[M].13版.北京:人民卫生出版社,2010:1340.

20. 杨岩梅.紊乱性房性心动过速[J].实用心电学杂志,2005,14(3):

17.

21. 张存泰. 如何安全应用抗心律失常药物[J]. 临床心血管病杂志，
    2009,25（3）:161-162.

其他

——血脂、肺动脉高压、感染性心内膜炎等

❤ 何种情况需要强化调脂

强化他汀治疗的主要适应人群：所有急性冠脉综合征患者，包括接受急诊经皮冠状动脉介入（PCI）、择期 PCI、药物治疗者。

❤ 何谓小而密的低密度脂蛋白，有何临床意义

血浆低密度脂蛋白（lipoprotein，LDL）具有异质性，由一系列大小、密度和化学组成各异的颗粒组成。LDL 是一个多分子复合物，以胆固醇酯和甘油三酯为核心，磷脂、自由胆固醇和 1 个 ApoB-100 为外壳的球状蛋白质。LDL 的大小取决于脂类的含量，而其蛋白的含量是不变的。当脂类少时，LDL 变小，而蛋白脂类却增加，使其密度增高。用密度梯度超速离心法，非变性梯度凝胶电泳法和亲和层析法将 LDL 按密度和颗粒大小可以分为 2~15 个亚组分。LDL 的密度范围为 1.019~1.063，现一般将 LDL 亚组分中颗粒较小（直径约 25nm）、密度较大（接近 1.06）的 LDL 称小而密 LDL（smalllow-densitylipoprotein，sLDL）；将颗粒较大（直径约 27nm）、密度较小（接近 1.02）的 LDL 称大而轻 LDL；介于二者之间的亚组分为中密度 LDL。

近年来,对 LDL 亚组分与冠心病的关系进行了深入的研究,认为 sLDL 在动脉粥样硬化(AS)的发生中起重要作用,是冠心病的危险因子。大量流行病学及临床研究(如 Framingham 研究、Helsinki 心脏研究等)已肯定了血浆甘油三酯升高是冠心病的独立危险因素,基础研究也肯定了富含甘油三酯的脂蛋白(triglyceride-rich lipoprotein,TRL)的致 AS 作用。血浆甘油三酯升高改变了 LDL、高密度脂蛋白的代谢,促进 LDL 与高密度脂蛋白之间的甘油三酯和胆固醇酯交换,引起致 AS 作用更强的 sLDL 增多而高密度脂蛋白减少。临床上表现为血浆甘油三酯升高、高密度脂蛋白胆固醇降低和小而密 LDL 升高。Austin 称为脂质三联征或致 AS 的脂蛋白表型(ALP),并认为 ALP 是有高度致 AS 的脂质紊乱状态,其临床重要性可能超过 LDL-C。临床研究表明,sLDL 是心肌梗死的危险因素,造影所见冠状动脉 AS 病灶进展的因素主要是 sLDL。因此,sLDL 以及伴随的致 AS 的 TRL 颗粒反映机体 AS 的危险性增高和预示冠心病的病变进展。

❤ 低密度脂蛋白的控制是越低越好吗

现有证据显示,已经罹患心血管病者的"理想

LDL-C 值"可能明显低于一级预防的人群,而且似乎"越低越好"。虽然有些人建议,不论 LDL-C 值为多少,一律应该使用高剂量他汀类药物做二级预防,但国际动脉粥样硬化学会(IAS)的专家认为根据现有二级预防的大型研究推算出"理想 LDL-C 值"(<70mg/dl 或 Non-HDL-C<100mg/dl)应属合理。(2013 年 IAS 颁布的《IAS 意见书:血脂异常管理的全球推荐》)

另一派意见认为,降低 LDL-C 所得到的临床效益之间呈对数关系,将 LDL-C 由降到 100mg/dl 继续往下降到 <70mg/dl,所获得的临床效益并不显著,不一定要用高剂量他汀类药物。但是由于这类已经罹病的病人,其心血管病的复发率极高,而他汀类药物相对安全,临床上治疗不足的风险远比治疗过当的危险更高,所以应该积极用较高剂量的他汀类药物将 LDL-C 降到 <70mg/dl。

💗 如何评价甘油三酯和冠心病的关系

尽管高甘油三酯血症作为冠心病的独立危险因素目前仍有争议,但无论是从流行病学资料还是从病理生理学研究进展来看,甘油三酯与冠心病发生和发展有密切相关性,且在心血管疾病的风险评估中具有重要价值。所以提高对高甘油三酯血症的认识,将有助于控制心血管危险因素,更大程度地降低冠心病的发病率。

❤ 血脂异常如何分类

血脂异常通常指血清中胆固醇和(或)甘油三酯(TG)水平升高,俗称高脂血症。实际上血脂异常也泛指包括低 HDL-C 血症在内的各种血脂异常。分类较繁杂,最简单的有病因分类和临床分类 2 种,最实用的是临床分类。

1. 血脂异常的病因分类

(1)继发性高脂血症:继发性高脂血症是指由于其他疾病所引起的血脂异常。可引起血脂异常的疾病主要有肥胖病、糖尿病、肾病综合征、甲状腺功能减退症、肾衰竭、肝脏疾病、系统性红斑狼疮、糖原累积症、骨髓瘤、脂肪萎缩症、急性卟啉病、多囊卵巢综合征等。此外,某些药物如利尿剂、非心脏选择性 β 受体阻滞剂、糖皮质激素等也可能引起继发性血脂异常。

(2)原发性高脂血症:除了不良生活方式(如高能量、高脂和高糖饮食、过度饮酒等)与血脂异常有关,大部分原发性高脂血症是由于单一基因或多个基因突变所致。由于基因突变所致的高脂血症多具有家族聚集性,有明显的遗传倾向,特别是单一基因突变者,故临床上通常称为家族性高脂血症。例如编码 LDL 受体基因的功能缺失型突变,或编码与 LDL 受体结合的 ApoB 基因突变,或分解 LDL 受体的前蛋白转化酶枯草溶菌素 9(proprotein convertases subtilisin/kexin type9,PCSK9)基因的功能获得型突变,或调整 LDL 受体到细胞膜血浆表面的 LDL 受体调整蛋白基因突变可引起家族性高胆固醇血症(familial hypercholesterolemia,FH)。80% 以上的 FH 患者是单一基因突变所致,但高胆固醇血症具有多个基因突变的特性。LDL 受体基因的功能缺失型突变是 FH 的主要病因。纯合子型家族性高胆固醇血症(homozygous familial hypercholesterolemia,HoFH)发病率约 1/30 万~1/16 万,杂合子型家族性高胆固醇血症(heterozygous familial hypercholesterolemia,HeFH)发病率约 1/500~1/200。家族性高甘油三酯血症是单一基因突变所致,通常是参与 TG 代谢的脂蛋白脂解酶、或 ApoC2、或 ApoA5 基因突变导致,表现为重度高甘油三酯血症(TG>10mmol/L),其发病率为 1/100 万。轻中度高甘油三酯血症通常具有多个基因突变特性。

2. 血脂异常的临床分类 从实用角度出发,血脂异常可进行简易的临床分类(表 12)。

表 12　血脂异常临床分类

分型	TC	TG	HDL-C	相当 WHO 表型
高胆固醇血症	增高			Ⅱa
高甘油三酯血症		增高		Ⅳ、Ⅰ
混合型高脂血症	增高	增高		Ⅱb、Ⅲ、Ⅳ、Ⅴ
低密度脂蛋白血症			降低	

注：TC：总胆固醇；TG：甘油三酯；HDL-C：高密度脂蛋白胆固醇；WHO：世界卫生组织。

♥ 血脂检查有哪些重点对象

为了及时发现血脂异常，建议 20~40 岁成年人至少每 5 年测量 1 次血脂（包括 TC、LDL-C、HDL-C 和 TG）；建议 40 岁以上男性和绝经期后女性每年检测血脂；动脉粥样硬化性心血管疾病（ASCVD）患者及其高危人群，应每 3~6 个月测定 1 次血脂。因 ASCVD 住院患者，应在入院时或入院 24 小时内检测血脂。

血脂检查的重点对象为：①有 ASCVD 病史者；②存在多项 ASCVD 危险因素（如高血压、糖尿病、肥胖、吸烟）的人群；③有早发性心血管病家族史者（指男性一级直系亲属在 55 岁前或女性一级直系亲属在 65 岁前患缺血性心血管病），或有家族性高脂血症患者；④皮肤或肌腱黄色瘤及跟腱增厚者。建议 40 岁以上男性和绝经期后女性应每年均进行血脂检查。

调脂治疗如何界定动脉粥样硬化性心血管疾病的危险人群

在进行危险评估时,已诊断动脉粥样硬化性心血管疾病(ASCVD)者直接列为极高危人群;符合如下条件之一者直接列为高危人群:① LDL-C≥4.9mmol/L(190mg/dl);② 1.8mmol/L(70mg/dl)≤LDL-C<4.9mmol/L(190mg/dl),且年龄在 40 岁及以上的糖尿病患者。符合上述条件的极高危和高危人群不需要按危险因素个数进行 ASCVD 危险分层。不具有以上 3 种情况的个体,在考虑是否需要调脂治疗时,应按照表 13 的流程进行未来 10 年间 ASCVD 总体发病危险的评估。

表 13　未来 10 年间 ASCVD 总体发病危险的评估

符合下列任意条件者,可直接列为高危或极高危人群
极高危:ASCVD 患者
高危:(1) LDL-C≥4.9mmol/L 或 TC≥7.2mmol/L
　　　(2) 糖尿病患者 1.8mmol/L≤LDL-C<4.9mmol/L(或)3.1mmol/L≤TC<7.2mmol/L 且年龄≥40 岁

↓ 不符合者,评估 10 年 ASCVD 发病危险

续表

危险因素个数*	血清胆固醇水平分层（mmol/L）		
	3.1≤TC<4.1（或）1.8≤LDL-C<2.6	4.1≤TC<5.2（或）2.6≤LDL-C<3.4	5.2≤TC<7.2（或）3.4≤LDL-C<4.9
无高血压　0~1个	低危（<5%）	低危（<5%）	低危（<5%）
2个	低危（<5%）	低危（<5%）	中危（5%~9%）
3个	低危（<5%）	中危（5%~9%）	中危（5%~9%）
有高血压　0个	低危（<5%）	低危（<5%）	低危（<5%）
1个	低危（<5%）	中危（5%~9%）	中危（5%~9%）
2个	中危（5%~9%）	高危（≥10%）	高危（≥10%）
3个	高危（≥10%）	高危（≥10%）	高危（≥10%）

↓ ASCVD 10年发病危险为中危且年龄小于55岁者，评估余生危险

具有以下任意2项及以上危险因素者，定义为高危：
◎ 收缩压≥160mmHg 或舒张压≥100mmHg　　◎ BMI≥28kg/m²
◎ 非-HDL-C≥5.2mmol/L（200mg/dl）　　　　◎ 吸烟
◎ HDL-C<1.0mmol/L（40mg/dl）

　　注：*：包括吸烟、低 HDL-C 及男性≥45 岁或女性≥55 岁。慢性肾病患者的危险评估及治疗请参见特殊人群血脂异常的治疗。ASCVD：动脉粥样硬化性心血管疾病；TC：总胆固醇；LDL-C：低密度脂蛋白胆固醇；HDL-C：高密度脂蛋白胆固醇；非-HDL-C：非高密度脂蛋白胆固醇；BMI：体重指数。1mmHg=0.133kPa

❤ 调脂治疗的目标值如何确定

凡临床上诊断为 ASCVD（包括急性冠脉综合征、稳定性冠心病、血运重建术后、缺血性心肌病、缺血性卒中、短暂性脑缺血发作、外周动脉粥样硬化病等）的患者均属极高危人群。而在非 ASCVD 人群中，则需根据胆固醇水平和危险因素的严重程度及其数目多少，进行危险评估，将其分为高危、中危或低危，由个体心血管病发病危险程度决定需要降低 LDL-C 的目标值。不同危险人群需要达到的 LDL-C/非 -HDL-C 目标值有很大不同。（表 14，Ⅰ类推荐，B 级证据）

表 14　不同 ASCVD 危险人群降 LDL-C/ 非 -HDL-C 治疗达标值

危险等级	LDL-C	非 -HDL-C
低危、中危	<3.4mmol/L（130mg/dl）	<4.1mmol/L（160mg/dl）
高危	<2.6mmol/L（100mg/dl）	<3.4mmol/L（130mg/dl）
极高危	<1.8mmol/L（70mg/dl）	<2.6mmol/L（100mg/dl）

注：ASCVD：动脉粥样硬化性心血管疾病；LDL-C：低密度脂蛋白胆固醇；非 -HDL-C：非高密度脂蛋白胆固醇。

所有强化他汀治疗的临床研究结果均显示，数倍增量他汀确实可使 ASCVD 事件发生危险有所降低,但获益的绝对值小,且全因死亡并未下降。在他汀联合依折麦布治疗的研究中也得到相似的结果,将 LDL-C 从 1.8mmol/L 降至 1.4mmol/L,能够使心血管事件的绝对危险进一步降低 2.0%,相对危险降低 6.4%,但心血管死亡或全因死亡危险未降低。提示将 LDL-C 降至更低,虽然存在临床获益空间,但绝对获益幅度已趋缩小。

如果 LDL-C 基线值较高,若现有调脂药物标准治疗 3 个月后,难以使 LDL-C 降至基本目标值,则可考虑将 LDL-C 至少降低 50% 作为替代目标(Ⅱa 类推荐,B 级证据)。临床上也有部分极高危患者 LDL-C 基线值已在基本目标值以内,这时可将其 LDL-C 从基线值降低 30% 左右(Ⅰ 类推荐,A 级证据)。非 -HDL-C 目标值比 LDL-C 目标值约高 0.8mmol/L(30mg/dl)。不同危险人群非 -HDL-C 治疗目标值见表 14(Ⅰ 类推荐,B 级证据)。

❤ 调脂治疗过程如何进行监测

饮食与非药物治疗者,开始 3~6 个月应复查血脂水平,如血脂控制达到建议目标,则继续非药物治疗,但仍须每 6~12 个月复查,长期达标者可每年复查 1 次。服用调脂药物者,需要进行更严密的血脂监测。首次服用调脂药者,应在用药 6 周内复查血脂及转氨酶和肌酸激酶。如血脂能达到目标值，且无药物不良反应，逐步改为每 6~12 个月复查 1 次；如血脂未达标且无药物不良反应者，每 3 个月监测 1 次。如治疗 3~6 个月后，血脂仍未达到目标值，则需调整调脂药剂量或种类，或联合应用不同作用机制的调脂药进行治疗。每当调整调脂药种类或剂量时，都应在治疗 6 周内复查。治疗性生活方式改变（therapeutic lifestyle change，TLC）和调脂药物治疗必须长期坚持，才能获得良好的临床益处。

❤ 高龄老年人如何调脂治疗

80 岁及以上的高龄老年人常患有多种慢性疾病，需服用多种药物，要注意药物间的相互作用和不良反应；高龄患者大多有不同程度的肝肾功能减退，调脂药物剂量的选择需要个体化，起始剂量不宜太大，应根据治疗效果调整调脂药物剂量并严密监测肝肾功能和肌酸激酶。因尚无高龄老年患者他汀类药物治疗靶目标的随机对照研究，对高龄老年人他汀类药物治疗的靶目标不做特别推荐。现有研究表明，高龄老年高胆固醇血症合并心血管疾病或糖尿病患者可从调脂治疗中获益。

❤ 肺动脉高压的诊断标准是什么

①在海平面的情况下。②右心导管测量：静息状态下，平均肺动脉压（mPAP）>25mmHg；负荷状态下，mPAP>30mmHg，考虑肺动脉高压。③肺动脉高压必须同时满足，肺动脉楔压<15mmHg，肺阻力>3Wood单位。

❤ 肺动脉高压有哪些危险人群

①结缔组织病患者；②先天性心脏病患者；③特发性肺动脉高压（IPAH）患者及家族性肺动脉高压（PH）患者的直系亲属；④肝硬化患者；⑤溶血性贫血患者；⑥服用减肥药的人群；⑦人类免疫缺陷病毒（HIV）感染者；⑧遗传性出血性毛细血管扩张症患者及亲属；⑨既往有静脉血栓栓塞史的患者。

❤ 肺动脉高压的临床表现有哪些

1. 症状 所有类型的肺动脉高压症状都十分相似。肺动脉高压本身没有特异性临床表现，最常见的首发症状是活动后气短、晕厥或眩晕、胸痛、咯血等。需要强调的是，肺动脉高压患者首次出现症状需要认真记录,首次出现症状的时间需要尽可能详细,因为首次出现症状的时间距离确诊为肺动脉高压的时间与预后有明确的相关。

（1）气促：最常见,也称气短或呼吸困难,标志右心功能不全的出现。有些患者出现活动后气促,甚至进餐时或进餐后出现气促。严重患者出现高枕卧位,甚至端坐呼吸,这是左心衰竭的经典症状。肺动脉高压患者出现的右心衰竭,为什么会出现左心衰竭的症状,目前还不清楚。

（2）胸痛：约 1/3 的患者出现该症状。

（3）头晕或晕厥：多为活动时发生,儿童多见。晕厥的原因很多,如过快过缓的心律失常、情绪激动或疼痛、通气过度等。静立过久,坐起或是站起过快均可发生晕厥,这种情况在应用血管扩张药降低血压后会更明显。运动时身体不能提供额外的氧气和血流时,会出现劳力性晕厥。当停止运动时可能由于血管仍处于扩张状态以满足额外的血流,心率已开始减慢,血压下降,晕厥产生。而晕厥或眩晕的出现,标志着患者的心搏量已明显下降。

（4）慢性疲劳：非特异性症状,但是常见。

（5）水肿：右心衰竭的表现,踝部和腿部水肿常见。严重的肺动脉高压患者颈部搏动感增强,颈部和腹部饱胀感,食欲减退,肝淤血,可能出现胸水和腹水。

（6）抑郁：疲乏可能导致抑郁，有些药物或者肺动脉高压本身可引起抑郁。

（7）干咳：比较常见，可能痰中带血（咯血）。很难解释引起咳嗽的原因，可能因为心脏扩大（尤其是主肺动脉、左右肺动脉扩张）压迫神经，或是某些血管扩张药或是液体潴留等原因引起。如果患者有咳嗽、咳痰，尤其是症状已较长时间，往往提示是肺动脉相关疾病所致。

（8）雷诺现象：遇冷时手指变紫，这在结缔组织疾病相关的肺动脉高压患者中常见，但许多特发性肺动脉高压的患者也有该症状。

（9）其他：口唇和指甲发绀；体重减轻；脱发；月经不规则甚至停经。

2. 体格检查　肺动脉高压的体征多与右心衰竭有关，常见有发绀、颈静脉充盈或怒张，肺动脉瓣区第二心音亢进，由于肺动脉瓣开放突然受阻出现的收缩早期喷射性喀喇音，血液反流通过三尖瓣引起的收缩期杂音，右心室肥厚导致胸骨左侧出现明显抬举性搏动，第三心音出现代表右心室舒张充盈压增高及右心功能不全，38% 的患者可闻及右心室第四心音奔马律，右心室充盈压升高可出现颈部巨大 a 波等。可出现腹水、下肢水肿。

颈静脉检查还可以帮助我们判断右心房压力；患者采取 45° 坐位，量取颈静脉搏动最高点位置到胸骨柄之间的距离,用厘米表示,再加上 5cm(代表右心房到胸骨柄的距离)即为估测的右心房压力。右心房压力是判断患者预后的重要参数。

❤ 实验室检查确诊肺动脉高压的手段有哪些

右心导管检查不仅是确诊肺动脉高压的金标准,也是诊断和评价肺动脉高压必不可少的检查手段,应积极开展。但超声心动图是筛选肺动脉高压最重要的无创检查方法,在不合并肺动脉瓣狭窄及流出道梗阻情况时,肺动脉收缩压等于右心室收缩压。可通过多普勒超声心动图测量收缩期右心室与右心房压差来估测右心室收缩压。按照改良柏努力公式,右心房、右心室压差大约等于 $4V^2$,V 是三尖瓣最大反流速度(m/s)。右心室收缩压 $=4V^2+$ 右心房压。目前,国际推荐超声心动图拟诊肺动脉高压的肺动脉收缩压标准为 >40mmHg。

❤ 急性感染性心内膜炎有哪些临床表现

根据病程、全身中毒症状和其他临床表现,将感染性心内膜炎分为急性和亚急性。急性感染性心内膜炎多发生于正常心脏。病原菌通常是高毒力的细菌,如金黄色葡萄球菌或真菌。起病往往突然,伴高热、寒战，全身毒血症症状明显，常是全身严重感染的一部分，病程多急骤凶险，易掩盖急性感染性心内膜炎的临床症状。由于心瓣膜和腱索的急剧损害，在短期内出现高调的杂音或原有的杂音性质迅速改变。常可迅速发展为急性充血性心力衰竭导致死亡。在静脉注射麻醉药成瘾者发生的右侧心脏的心内膜炎也多属急性。

在受累的心内膜上，尤其是针具感染的患者，可附着大而脆的赘生物，脱落的带菌栓子可引起多发性栓塞和转移性脓肿，包括心肌脓肿、脑脓肿、化脓性脑膜炎。若栓子来自感染的右侧心腔，则可出现肺炎、肺动脉栓塞和单个或多个肺脓肿。皮肤可有多形瘀斑和紫癜样出血性损害。少数患者可有脾肿大。

♥ 亚急性感染性心内膜炎有哪些临床表现

多起病缓慢，有全身不适、疲倦、低热及体重减轻等非特异性症状。少数以并发症形式起病，如栓塞、不能解释的卒中、心瓣膜病的进行性加重、顽固性心力衰竭、肾小球肾炎和手术后出现心瓣膜杂音等。发热最常见，热型以不规则热为最多，可为间歇型或弛张型，伴有畏寒和出汗。贫血是另一常见表现，关节痛、低位背痛和肌痛在起病初期较常见，主要累及腓肠肌和股部肌肉,踝、腕等关节,也可呈多部位关节受累表现。病程长者常有全身疼痛。老年人心脏杂音可不明显,而表现为神经、精神改变,心力衰竭或低血压。易发生神经系统的并发症和肾功能不全。体征主要是可听到原有心脏病的杂音或原来正常的心脏出现杂音或原有杂音发生变化。皮肤和黏膜瘀点、甲床下出血、Osler 结、Janeway 损害及杵状指(趾)等皮损,近年来发生率均较明显下降。

● 感染性心内膜炎的诊断标准是什么

由于本病的"经典"临床表现已不常见,有些症状和体征自病程晚期才出现,患者多曾接受抗生素治疗和细菌学检查技术上的受限,给早期诊断带来困难,至疾病的中晚期才容易诊断,仍主张对患有瓣膜病、先天性心血管畸形、人工瓣膜置换术和安置心脏起搏器的患者,有不明原因发热达 1 周以上,应怀疑本病的可能,并立即做血培养,如兼有贫血、周围栓塞现象和杂音出现,应考虑本病的诊断。临床上反复短期使用抗生素,发热时常反复,尤其在有瓣膜杂音的患者,应警惕本病的可能,超声心动图已成为显示心内膜损伤和赘生物的重要诊断手段,阳性血培养具有决定性诊断价值,并为抗生素的选择提供依据。

对不能解释的贫血、顽固性心力衰竭、卒中、瘫痪，周围动脉栓塞，人工瓣膜口的进行性阻塞和瓣膜的移位、撕脱等均应注意是否有本病存在。在肺炎反复发作，继而肝大，轻度黄疸，最后出现进行性肾衰竭的患者，即使无心脏杂音，亦应考虑右侧心脏感染性心内膜炎的可能。

推荐使用改良的 Duke 诊断标准。

主要标准：①血培养阳性：a.2 次独立血培养检测出感染性心内膜炎典型致病微生物，如草绿色链球菌、牛链球菌、HACEK 族、金黄色葡萄球菌、无原发灶的社区获得性肠球菌。b. 持续血培养阳性时检测出感染性心内膜炎致病微生物：间隔 12 小时以上取样时，至少 2 次血培养阳性；首末次取样时间间隔至少 1 小时，至少 4 次独立培养中大多数为阳性或全部 3 次培养均为阳性；c. 单次血培养伯纳特立克次体阳性或逆向 IgG 抗体滴度 >1∶800。②心内膜感染证据：a. 心脏超声表现：赘生物、脓肿或新出现的人工瓣膜开裂；b. 新出现的瓣膜反流。

次要标准：①易发因素：易于患病的心脏状况、静脉药瘾者；②发热：体温 >38℃；③血管表现：重要动脉栓塞、脓毒性肺梗死、真菌性动脉瘤、颅内出血、结膜出血或 Janeway 损害；④免疫学表现：肾小球肾炎、Osler 结节、Roth 斑或类风湿因子阳性；⑤微生物学证据：血培养阳性但不符合主要标准或缺乏感染性心内膜炎（IE）病原体感染的血清学证据。

明确诊断需满足下列3条之一：①符合2条主要标准；②符合1条主要标准和3条次要标准；③符合5条次要标准。

疑似诊断需有下列2条之一：①符合1条主要标准和1条次要标准；②符合3条次要标准。

❤ 感染性心内膜炎抗生素治疗的要求有哪些

感染性心内膜炎治愈的关键在于清除赘生物中的病原微生物。抗感染治疗的基本要求是：①应用杀菌剂；②联合应用2种具有协同作用的抗菌药物；③大剂量，需高于一般常用量，使感染部位达到有效浓度；④静脉给药；⑤长疗程，一般为4~6周，人工瓣膜心内膜炎（prosthetic valve endocarditis，PVE）需6~8周或更长，以降低复发率。抗菌药物应根据药物代谢动力学给药，大剂量应用青霉素等药物时，宜分次静脉滴注，避免高剂量给药后可能引起的中枢神经系统毒性反应，如青霉素脑病等。部分患者需外科手术，移除已感染材料或脓肿引流，以清除感染灶。

❤ 感染性心内膜炎的外科治疗如何评估

外科手术主要适用于左心瓣膜感染性心内膜炎

（IE）。

适应证与手术时机：左心瓣膜 IE 累及二尖瓣约占 50%~56%，累及主动脉瓣约占 35%~49%，同时累及以上 2 个瓣膜的约占 15%。大约一半的 IE 患者由于存在严重并发症需手术治疗。活跃期（即患者仍在接受抗生素治疗期间）早期手术指征是心力衰竭、感染无法控制以及预防栓塞事件（表 15）。活跃期接受手术治疗存在显著的风险。年龄本身不是禁忌证。

表 15　左心瓣膜感染性心内膜炎的手术适应证与时机

外科推荐适应证		手术时机	推荐级别	证据水平
心力衰竭	瓣膜急性反流或梗阻导致顽固性肺水肿或心源性休克	急诊	I	B
	瘘入心腔或心包导致顽固性肺水肿或休克	急诊	I	B
	瓣膜急性重度反流或梗阻，持续心力衰竭或心脏超声血流动力学恶化	急诊	I	B
	瓣膜重度反流，无心力衰竭	择期	II a	B
不易控制的感染	局灶性不易控制的感染（脓肿、假性动脉瘤、瘘道、赘生物增大）	亚急诊	I	B
	持续发热或血培养阳性 >7~10 天	亚急诊	I	B
	真菌或多重耐药菌感染	亚急诊 / 择期	I	B

续表

外科推荐适应证		手术时机	推荐级别	证据水平
预防栓塞	抗感染治疗后赘生物仍增大,1次或以上栓塞事件	亚急诊	I	B
	赘生物 >10mm 伴其他高危因素	亚急诊	I	C
	孤立性赘生物 >15mm	亚急诊	Ⅱb	C

注:急诊手术:指 24 小时内的外科手术;亚急诊手术:指数天之内的外科手术;择期手术:指至少 1~2 周抗生素治疗后的外科手术。

(1)心力衰竭:心力衰竭是多数 IE 患者的手术适应证,并且是亚急诊手术的首要适应证。严重的主动脉瓣或二尖瓣关闭不全、心内瘘管或赘生物造成瓣膜梗阻,严重急性主动脉瓣或二尖瓣关闭不全虽无临床心力衰竭表现,但超声心动图提示左心室舒张末期压力升高、左心房压力升高或中到重度肺动脉高压,均有手术适应证。

(2)感染无法控制:包括持续性感染(>7 天)、耐药菌株所致感染及局部感染失控,是第二类常见的手术原因。

(3)体循环栓塞的预防:大部分栓塞发生在入院前,很难避免。抗生素治疗的第 1 周是栓塞发生风险的最高时期,行外科手术治疗来预防栓塞的发生获益最大。

虽然证据表明赘生物体积与栓塞的风险直接相

关,但在决定是否尽早手术时需全面考虑如下因素:是否存在陈旧栓塞、IE 的其他并发症、赘生物大小及活动度、保守外科治疗的可能性、抗生素治疗的持续时间。应权衡外科手术治疗的获益与风险,并个体化评价患者的一般状况及合并症。

♥ 病毒性心肌炎的临床表现有哪些

临床表现取决于病变的广泛程度,轻者几乎无症状,重者可致猝死。

1. 症状　多数患者在发病前有发热、全身酸痛、咽痛、腹泻等症状。患者常诉胸闷、心前区隐痛、心悸、乏力、恶心、头晕等。临床上诊断的病毒性心肌炎中 90% 左右以心律失常为主诉或首见症状,其中少数患者可由此而发生晕厥或阿-斯综合征。极少数患者起病后发展迅速,出现心力衰竭或心源性休克。

2. 体征

(1)心脏增大轻者心脏浊音界不增大,也可有暂时性心脏浊音界增大,不久即恢复。心脏增大显著者反映心肌炎症范围广泛而病变严重。

(2)心率改变:心率增速与体温不相称,或心率异常缓慢,均为病毒性心肌炎的可疑迹象。

(3)心音改变:心尖区第一心音可减低或分裂,

心音呈胎心样。心包摩擦音的出现反映有心包炎存在。

（4）杂音：心尖区可能有收缩期吹风样杂音或舒张期杂音，前者为发热、贫血、心腔扩大所致，后者因心室扩大造成的相对性二尖瓣狭窄。杂音响度都不超过3级，病情好转后消失。

（5）心律失常：极常见，各种心律失常都可出现，以室性期前收缩最常见，其次为房室传导阻滞；此外，心房颤动、病态窦房结综合征均可出现。心律失常是造成猝死的原因之一。

（6）心力衰竭：重症弥漫性病毒性心肌炎患者可出现急性心力衰竭，属于心肌泵血功能衰竭；左右心同时发生衰竭，可引起心排出量过低，故除一般心力衰竭表现外，易合并心源性休克。

♥ 病毒性心肌炎的诊断标准是什么

1999年全国心肌炎心肌病专题研讨会提出的成人急性病毒性心肌炎诊断参考标准可作为本病的参考。

（1）病史和体征：在上呼吸道感染、腹泻等病毒感染性疾病后3周内出现心脏表现，如出现不能用一般原因解释的感染后重度乏力、胸闷、头晕（心排出量降低所致）、心尖第一心音明显减弱、舒张期奔马律、心包摩擦音、心脏扩大、充血性心力衰竭或阿 - 斯综合征等。

（2）上呼吸道感染后 3 周内出现下列心律失常或心电图改变

1）窦性心动过速、房室传导阻滞、窦房传导阻滞、束支传导阻滞。

2）多源性室性期前收缩、成对室性期前收缩、自主性房性或交界性心动过速、阵发性或非阵发性室性心动过速、心房或心室扑动或颤动。

3）2 个以上导联 ST 段呈水平型或下斜型下移≥0.01mV 或 ST 段抬高或出现异常 Q 波。

（3）心肌损害的参考标准：病程中血清心肌肌钙蛋白 I（cTnI）或心肌肌钙蛋白 T（cTnT）（强调定量测定）、CK-MB 明显增高。超声心动图示心腔扩大或室壁活动异常和（或）核素心功能检查证实左心室收缩或舒张功能减弱。

（4）病原学依据

1）在急性期从心内膜、心肌、心包或心包穿刺液中检测出病毒、病毒基因片段或病毒蛋白抗原。

2）病毒抗体第二份血清中同型病毒抗体（如柯萨奇 B 组病毒中和抗体或流行性感冒病毒血凝抑制抗体等）滴度较第一份血清升高 4 倍（2 份血清应相隔 2 周以上）或一次抗体效价≥1：640 为阳性，320 为可疑阳性（如以 1：32 为基础者则宜以≥

265 为阳性,128 为可疑阳性,根据不同实验室标准做决定)。

3)病毒特异性 IgM 以 ≥1：320 为阳性(按各实验室诊断标准,需在严格质控条件下)。如同时有血中肠道病毒核酸阳性者,更支持有近期病毒感染。

对同时具有上述(1),(2)的第 1、第 2、第 3 中任何 1 项,(3)中任何 2 项,在排除其他原因心肌疾病后,临床上可诊断急性病毒性心肌炎。如同时具有(4)中 1 项者,可从病原学上确诊急性病毒性心肌炎;如仅具有(4)中第 2、第 3 项者,在病原学上只能拟诊为急性病毒性心肌炎。如患者有阿 - 斯综合征发作、充血性心力衰竭伴或不伴心肌梗死样心电图改变、心源性休克、急性肾衰竭、持续性室性心动过速伴低血压或心肌心包炎等 1 项或多项表现,可诊断为重症病毒性心肌炎。如仅在病毒感染后 3 周内出现少数期前收缩或轻度 T 波改变,不宜轻易诊断为急性病毒性心肌炎,对难以明确诊断者,可进行长期随访,有条件时可做心内膜心肌活检进行病毒基因检测及病理学检查。在考虑病毒性心肌炎诊断时,应除外 β 受体功能亢进、甲状腺功能亢进症、二尖瓣脱垂综合征,以及影响心肌的其他疾患,如风湿性心肌炎、中毒性心肌炎、冠心病、结缔组织病、代谢性疾病以及克山病(克山病流行区）等。

 何谓围产期心肌病，如何诊断

1971 年 Demakis 等首次定义了围产期心肌病诊断标准：即发生于妊娠最后 1 个月或产后 5 个月内；患者既往无心肌损害证据且孕期无明显导致心力衰竭的心脏疾患；超声心动图证实为左心室收缩性心力衰竭。围产期心肌病多发生于产后 4 个月内，仅有不到 10% 的患者发生于产前。常见症状包括呼吸困难、咳嗽、端坐呼吸、咯血和阵发性夜间呼吸困难。大部分围产期心肌病患者纽约心脏协会心功能分级为Ⅲ或Ⅳ级。其他症状包括乏力、心悸、胸部或腹部不适以及直立性低血压。围产期心肌病常见的体征包括心尖搏动移位、第 3 心音和二尖瓣或三尖瓣收缩期杂音，也可表现为颈静脉充盈、肺部啰音、肝肿大和下肢水肿。

当今围产期心肌病的诊断标准包括：①产前最后 1 个月或产后头 5 个月内发生的心力衰竭；②既往无心脏疾病史；③无确切病因；④超声心动图表现为左心室舒张末径 >2.7cm/m^2 和左心室短轴缩短率 <30% 和（或）左心室射血分数 <45%。需进行鉴别诊断的疾病包括心脏舒张功能不全、肺栓塞和产科并发症如先兆子痫、子痫以及羊水栓塞。心电图、超声

心动图、磁共振成像、心内膜心肌活检和心脏生物学标志物有助于围产期心肌病的诊断和治疗。

在治疗措施中,由于心力衰竭和妊娠是血栓栓塞的独立危险因素,故当左心室射血分数 <30% 时,推荐产前给予低分子肝素,产后给予普通肝素或低分子肝素和华法林进行抗凝治疗。由于华法林具有致胎儿畸形的可能,故产前应避免使用。

♥ 何谓心脏监护病房综合征

心脏监护病房对确诊或疑有急性心肌梗死、急性肺栓塞或肺水肿、心源性休克、恶性心律失常患者进行监护。患者被送入监护病房以后,可能出现忧虑、抑郁、停药后感觉异常、偏执观念、智力减退、妄想或幻觉等症状,称心脏监护病房综合征(heart monitor-ward syndrome)。

1. 病因　可能由于病情严重,脑供血不足,药物影响,电解质或代谢紊乱,以及心脏监护病房的特殊环境及各种监护治疗设备引起心理异常反应。

2. 治疗

(1)加强医患沟通:语言交流是护理过程中不容忽视的部分,这个过程能够减少患者的焦虑和忧郁,并能从感情上同情患者。应与患者建立起良好的相互信任的治疗性人际关系,以增加其安全感和归属感。

（2）心理护理及心理治疗：

1）支持性心理护理：医护人员应理解、同情患者，细致地观察患者的心理反应，有针对性地采取心理护理措施，通过开导、解释、安慰等方法，消除患者的心理障碍，如患者情绪上有积极的反应，说明心理护理有效。富有情感的交谈能升高颅内压；相反，无关或非个性交流可降低颅内压。因此，医护人员应尽量避免在患者床边讨论病情；否则，语言上的不慎重，不仅会给患者带来不良的刺激，还可以通过大脑皮层大脑皮质扰乱机体生理平衡，降低机体免疫力而加重病情，特别对昏迷患者的用语也要谨慎。

2）暗示疗法：指用言语使患者不经逻辑判断直接接受灌输的观念，从而消除其症状。通过积极的语言强化患者治疗的信心，减轻疼痛。积极的暗示性语言和鼓励性语言可以提高患者大脑皮质的兴奋度和整个机体的正性反应，使患者在提示和鼓励下精神振作、充满信心，有利于康复。

（3）心脏监护病房的布置应使患者间互不干扰，以免导致严重的影响。

（4）监护仪应安置于另一室内，并向患者说明室内设备及声音产生的原理，以免引起不必要的心理忧虑。

（5）不要过长时间住监护病房，急性心肌梗死患者，只需 5~7 日，以免引起精神上的依赖。

（6）如有监护病房综合征表现，可用适量镇静剂如地西泮（安定）等，并安慰患者，必要时可转出监护病房，以避免不必要的意外。

冠心病患者行非心脏手术如何进行术前评估

第一步：对于有冠心病或冠心病危险因素并拟行手术的患者，首先评估手术的紧急性。如果情况紧急，明确有可能影响围术期治疗和手术进行的临床危险因素，同时进行合理的监测和基于临床评估的治疗策略。

第二步，如果手术紧急或择期，明确患者是否有急性冠脉综合征，如果有，则根据不稳定型心绞痛 / 非 ST 段抬高型心肌梗死和 ST 段抬高型心肌梗死的临床实践指南的推荐进行心脏病学评估和治疗。

第三步，如果患者有稳定性冠心病的危险因素，结合临床或外科风险估计围术期主要心血管事件（MACE）的风险。可使用美国外科医师协会的全国手术质量改进计划（NSQIP）风险计算器结合非大血管手术的修正的心脏危险指数（RCRI）估计外科风险。

比如对于极低手术风险的手术（眼科手术），即使合并多种危险因素，患者 MACE 的风险仍然较低；而对行大血管手术的患者，即使合并较少的危险因素也可能使 MACE 的风险升高。

第四步，如果患者出现 MACE 的风险较低，无须进行进一步检测，患者可以开始手术。

第五步，如果患者出现 MACE 的风险升高，使用如 DASI 等客观检测方法或量表评估心功能容量，如果患者具有中度、较好的或优秀的心功能容量（≥10METs），无须进一步评估即可进行手术。

第六步，如果患者心功能容量差（<4METs）或未知，临床医师应咨询患者和围术期团队，以明确进一步的检测是否会影响围术期治疗和患者的选择［如选择原来的手术或接受冠状动脉旁路移植术（CABG）或经皮冠状动脉介入（PCI）的意愿均依据检测的结果］。如果会有影响，药物负荷试验是合适的。对于心功能容量未知的患者，可进行运动负荷试验。

如果负荷试验异常，根据试验的异常范围，可以考虑冠状动脉造影和血运重建；然后患者可在 GDMT 下进行手术，也可考虑替代的治疗策略，如无创治疗（如癌症的射频治疗）或对症治疗。如果负荷试验正常，可根据 GDMT 进行手术。

第七步，如果检测不影响决策选择或治疗，可按

GDMT 进行手术或考虑替代的治疗策略,如无创治疗(如癌症的射频治疗)或对症治疗。

♥ 何谓心电图的早期复极综合征

早期复极变异(early repolarization variant,ERPV)又称早期复极综合征(ERS),系指外观健康和无症状人群出现 ST 段抬高的心电现象,以 ST 段呈凹面向上或上斜性抬高为特征。其主要心电图特点为:①J 点(R 波降支的切迹或钝挫)抬高 0.1~0.4mV,多见于胸前导联;② ST 段抬高呈凹面向上(弓背向下)于 V_3 导联最明显;③部分 J 点不明确而呈 R 波下降支粗钝或类似 γ' 波;④ T 波常与升高的 ST 段融合,T 波增高,两支对称;⑤多伴有逆钟向转位。

♥ 急性肺栓塞如何进行危险分层

急性肺栓塞的危险分层见表 16。

表 16　急性肺栓塞的危险分层

肺栓塞 死亡危险	休克或 低血压	右心室 功能不全	心肌 损伤	推荐治疗
高危(>15%)	+	+	+	溶栓或肺动脉血栓摘除术
	−	+	+	

续表

肺栓塞死亡危险	休克或低血压	右心室功能不全	心肌损伤	推荐治疗
中危（3%~15%）	－	＋	－	住院治疗
	－	－	＋	
低危（<1%）	－	－	－	早期出院或门诊治疗

❤ 肺栓塞的溶栓适应证有哪些

①2个肺叶以上的大块肺栓塞者；②不论肺动脉血栓栓塞部位及面积大小，只要血流动力学有改变者；③并发休克和体动脉低灌注[如低血压、乳酸酸中毒和（或）心排血量下降]者；④原有心肺疾病的次大块肺血栓栓塞引起循环衰竭者；⑤有呼吸窘迫症状（包括呼吸频率增加、动脉血氧饱和度下降等）的肺栓塞患者；⑥肺血栓栓塞后出现窦性心动过速的患者。

❤ 肺栓塞的溶栓禁忌证有哪些

1. 绝对禁忌证　①活动性内出血；②近期自发性颅内出血。
2. 相对禁忌证　①2周内的大手术、分娩、器官活检或不能压迫止血部位的血管穿刺；②2个月内的缺血性中风;③ 10 天内的胃肠道出血;④ 15 天内的严重创伤;⑤ 1 个月内的神经外科或眼科手术;⑥难于控制的重度高血压(收缩压 >180mmHg,舒张压 >110mmHg);⑦近期曾行心肺复苏;⑧血小板计数低于 100×10^9/L;⑨妊娠;⑩细菌性心内膜炎;⑪严重肝肾功能不全;⑫糖尿病出血性视网膜病变;⑬出血性疾病;⑭动脉瘤;⑮左心房血栓;⑯年龄 >75 岁。

 大面积肺栓塞、次大面积肺栓塞的定义是什么

急性肺栓塞可分为 3 类综合征,有助于估计预后和指导治疗方案的制订。其中大块肺栓塞易导致心源性休克和多器官衰竭。肾功能不全、肝功能不全和精神紧张是常见临床表现,是需要紧急处理的急症。

1. 大面积肺栓塞　急性肺栓塞伴有持续低血压(收缩压 <90mmHg 持续 15 分钟以上),并排除心律失常、低血容量、败血症、左心室功能不全、心动过缓(心率 <40 次 / 分钟伴有休克)等。

2. 次大面积肺栓塞　急性肺栓塞不伴有全身性低血压(收缩压 ≥90mmHg),而合并右心室功能障碍或心肌损伤。右心室功能障碍见下述情况之一者:①右心室扩张,心脏超声心动图提示心尖四腔面显示右心室与左心室内径比值 >0.9 或右心室收缩功能障碍;②右心室扩张,CT 示右心室与左心室内径比值 >0.9;③脑钠肽 >90pg/ml,或 NT 末端脑钠肽前体 >500pg/ml;④心电图改变,新发完全性或不完全性右束支传导阻滞,胸前导联 ST 段抬高或压低、T波倒置。心肌损伤是指下述情况之一者:①肌钙蛋白 I>0.4ng/ml;②肌钙蛋白 T>0.1ng/ml。

3. 低风险性肺栓塞　排除大面积、次大面积肺栓塞,无临床预后不良指标者。

❤ 根据危险分层的肺栓塞治疗策略是什么

肺栓塞的治疗策略见表 17。

表 17　中国肺血栓栓塞症专家共识的急性肺栓塞综合征的分类和治疗建议

分类	临床表现	治疗
大块肺栓塞	收缩压≤90mmHg 或组织灌注差或多器官衰竭 + 左或右或双侧肺动脉栓子	溶栓治疗或肺动脉血栓摘除术或腔静脉滤器植入 + 抗凝治疗
次大块肺栓塞	血流动力学稳定但合并中 - 重度右心室功能不全或扩张	抗凝治疗 + 溶栓或肺动脉血栓摘除术或腔静脉滤器植入(有争议)
轻 - 中度肺栓塞	血流动力学稳定,右心室大小和功能正常	抗凝治疗

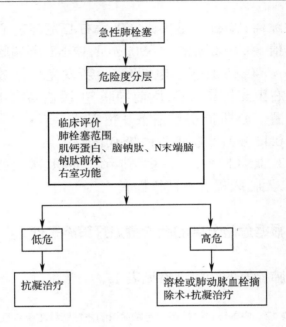

♥ 肺栓塞溶栓的时间窗

肺组织氧供丰富,有肺动静脉、支气管动静脉、肺泡内换气三重氧供,因此肺梗死的发生率低,即使发生也相对比较轻。肺栓塞溶栓治疗的目的不完全是保护肺组织,更主要是尽早溶解血栓疏通血管,减轻血管内皮损伤,降低慢性血栓栓塞性肺高压的发生危险。因此,在急性肺血栓栓塞起病48小时内即开始行溶栓治疗能够取得最大的疗效,但对于那些有症状的急性肺血栓栓塞患者在6~14天内行溶栓治疗仍有一定作用。

❤ 肺栓塞溶栓后疗效如何判定

（1）症状减轻，特别是呼吸困难好转。

（2）呼吸频率和心率减慢，血压升高，脉压增宽。

（3）动脉血气分析示 PaO_2 上升，$PaCO_2$ 回升，pH 下降，合并代谢性酸中毒者 pH 上升。

（4）心电图提示急性右心室扩张表现（如不完全性右束支传导阻滞或完全性右束支传导阻滞、V_1 S 波挫折，V_1~V_3 S 波挫折粗顿消失等）好转，胸前导联 T 波倒置加深，也可直立或不变。

（5）胸部 X 线平片显示的肺纹理减少或稀疏区变多、肺血分布不均改善。

（6）超声心动图表现如室间隔左移减轻、右心房右心室内径缩小、右心室运动功能改善、肺动脉收缩压下降、三尖瓣反流减轻等。

❤ 何谓川崎病，可引起哪些心脏损害

川崎病，又称黏膜皮肤淋巴结综合征，1967 年由日本儿科医师 Tomisaku Kawasaki 初次描述，多累及 5 岁以下儿童，是一种原因未明的以变态反应性全身血管炎为主要病理改变的急性发热出疹性疾病，具

有自限性。川崎病可能由感染因素引起,超抗原介导了淋巴细胞激活及免疫应答,引起全身血管炎性损伤,导致血管的结构改变及功能障碍。川崎病在亚洲国家(尤其是日本)高发,提示遗传因素亦发挥了一定作用。川崎病血管炎主要累及中小动脉,可累及多个脏器,导致心肌炎、心包炎、冠状动脉病变、雷诺现象、关节炎、腹痛、肝功能异常、胆囊水肿、一过性感觉神经性耳聋、无菌性脑膜炎等。其中,最严重的并发症为冠状动脉损害,可导致儿童心肌梗死、心力衰竭及猝死的发生。在发达国家,川崎病已经取代风湿热成为儿童获得性心脏病的主要病因。在我国,川崎病并非少见,儿童川崎病患者成年后心血管系统后遗症的诊断和规范处理是成人心血管医师需要面临的问题。

1. 心肌炎 川崎病急性期发生心肌炎很常见,放射性核素显像表明,50%~70% 的患者存在心肌的炎症。心肌炎的发生甚至早于冠状动脉炎,通常为一过性,在发病第 10 天左右最重,20 天后逐渐消退,很少发展为重症心肌炎。心肌炎早期呈弥漫性,10天后多局限在基底段及心外膜。心肌炎可导致左心室射血分数轻度下降及舒张功能异常,大多合并心包积液。病理学表现主要为单核细胞间质浸润,而心肌细胞的退行性变、坏死少见,后期可出现纤维化、心肌细胞肥厚及排列紊乱,导致心脏收缩或舒张功能不全。瓣环扩张及乳头肌功能失调可导致瓣膜关闭不全,部分瓣膜反流为一过性,在恢复期好转。炎症累及心脏传导系统可导致房室传导阻滞、室性期前收缩、室上性心动过速或室性心动过速等心律失常的发生。心肌炎的严重程度与发生冠状动脉瘤的风险并无相关性。

2. 心内膜炎 急性期瓣膜炎可导致瓣尖变形、纤维退行性病变及腱索断裂,导致瓣膜关闭不全。超声心动通常可发现一过性的二尖瓣、三尖瓣及肺动脉瓣轻度反流,主动脉瓣关闭不全较少见。在恢复期,瓣膜增厚变形、纤维化,以及因缺血导致的乳头肌功能不全,共同参与了瓣膜关闭不全的发生。在恢复期还可以观察到主动脉根部逐渐扩张。川崎病急性期瓣膜疾病的发生率为 1.88%,以后为 0.41%。

3. 冠状动脉病变 病理学表现为显著的血管壁渗透性增加,内膜下 $CD8^+$ T 淋巴细胞、巨噬细胞、分泌 IgA 的浆细胞及嗜酸性粒细胞浸润,继而中膜水肿变性,内弹力板及平滑肌细胞被破坏,导致冠状动脉扩张,动脉瘤形成,而平滑肌细胞在内膜浸润并增殖导致内膜增厚,逐渐形成纤维化瘢痕及钙化。这一过程中几乎没有纤维蛋白样坏死及多型核细胞浸润。川崎病发病平均 5.4 天后经超声心动检查即可发现冠状动脉管壁回声增强,第 10 天左右40%的患者存在冠状动脉扩张。然而,2/3的患者为急性期一过性的冠状动脉扩张,可在发病3~5周内消退。如冠状动脉瘤持续30天以上称为冠状动脉后遗症。

冠状动脉病变的远期转归包括以下5种类型:①冠状动脉瘤回缩;②冠状动脉闭塞;③冠状动脉再通;④局限性狭窄;⑤未形成冠状动脉瘤。川崎病患者(尤其是伴有冠状动脉损害者)急性期后的很长时间内存在持续的轻度炎症反应、血管内膜增厚、血管内皮细胞功能障碍、氧化应激等,因此,人们一度认为川崎病患者容易早发动脉粥样硬化,其血管病变的进展也被归因于动脉粥样硬化的发生。然而目前并无确定的证据证实上述观点。川崎病患者可发生冠状动脉瘤钙化、肌内膜增生及血栓机化,但并未发现动脉粥样硬化的典型特征(富含脂质的巨噬细胞及胆固醇结晶);且动脉粥样硬化为弥漫性病变,但川崎病可能仅在动脉瘤形成的部位发生节段性病变。

(姚成增)

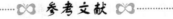
参考文献

1. Expert Dyslipidemia Panel, Grundy SM. An International Atherosclerosis

Society Position Paper：global recommendations for the management of dyslipidemia［J］. J Clin Lipidol，2013，7（6）：561-565.

2. 秦彦文，王绿娅 . 小而密低密度脂蛋白的研究进展［J］. 中国临床药理学与治疗学，2004，9（4）：370-373.

3. 林旻洁，赵水平 . 甘油三酯与冠心病发病关系及机制的研究进展［J］. 中国动脉硬化杂志，2011，19（12）：1043-1046.

4. 中国成人血脂异常防治指南制订联合委员会 . 中国成人血脂异常防治指南（2016 年修订版）［J］. 中国循环杂志，2016，31（10）：937-953.

5. 陈灏珠，林果为 . 实用内科学［M］. 13 版 . 北京：人民卫生出版社，2010：1602-1620.

6. 中华医学会心血管病分会，中华心血管病杂志编辑委员会 . 成人感染性心内膜炎预防诊断和治疗专家共识［J］. 中华心血管病杂志，2014，42（10）：806-816.

7. 赵梦华，石建平，徐宝元 . 围产期心肌病［J］. 中国循证心血管医学杂志，2014，6（4）：506-508.

8. 薛珲，买苏木·马合木提 . 监护病房综合征的研究进展［J］. 中国全科医学，2011，14（2B）：573-576.

9. Fleisher LA，Fleischmann KE，Auerbach AD，et al. 2014 ACC/AHA guideline on perioperative cardiovascular evaluation and management of patients undergoing noncardiac surgery：a report of the American College of Cardiology/American Heart Association Task Force on Practice Guidelines［J］. Circulation，2014，130（24）：e278-e333.

10. 苏哲坦 . 早期复极综合征临床研究的进展［J］. 心血管病学进展，

1990,11（4）:30.

11. 张萍.早期复极综合征的现代观点［J］.中国心血管杂志,2009,14（4）:315-316.

12. 中华医学会心血管病学分会肺血管病学组.急性肺血栓栓塞症诊断治疗中国专家共识［J］.中华内科杂志,2010,49（1）:74-81.

13. 刘琳,丁文惠.川崎病的心脏损害及治疗现状［J］.中国心血管杂志,2103,18（4）:311-313.

常用药物及实验室检查

常用药物

 抗心律失常药物的使用原则有哪些

抗心律失常药物只作治疗性用药,不作预防性用药。如果考虑预防性应用抗心律失常药物,应有用药的循证医学依据。

(1)抗心律失常药物应重在纠治心律失常急性发作,即终止快速性心律失常,如快速性心律失常发作频繁、患者症状较重,可考虑短时间内应用抗心律失常药物预防其发作,在考虑长期治疗用药时应权衡疗效和风险。

(2)快速性心律失常发作时,给患者带来的主要危害是对血流动力学的影响,因此,对于任何类型的快速性心律失常都应首先评估患者的血流动力学情况,包括血压、意识以及呼吸困难和胸痛的程度等。对于血流动力学不稳定的任何类型快速性心律失常,均有紧急中止的指征,可以根据患者的具体情况选择抗心律失常药物或电复律。

(3)抗心律失常药物的应用安全性是第一位的,在一些患者抗心律失常药物的促心律失常作用是致死性的。对于伴有器质性心脏病的患者(心肌

病、心肌梗死、心力衰竭、伴左心室肥厚的高血压），
原则上不用Ⅰ类抗心律失常药物。β受体阻滞剂
不良反应少，应选择具有脂溶性选择性阻滞 β₁ 受
体和无内源性交感活性的药物，如美托洛尔和比索
洛尔。

（4）心律失常的预防强调上游治疗，包括纠正
病因，改善心律失常的发生基质；去除诱因，如保持
电解质稳定、改善心肌供血和心功能等。

（5）经导管消融可根治多种快速性心律失常，
对于药物治疗无效的快速性心律失常可考虑行导管
消融治疗；在有指征的患者应植入ICD，因其预防心
源性猝死的作用优于药物。

抗心律失常药物如何分类

狭义的抗心律失常药物指的是抗快速性心律失
常的药物，分4类。

Ⅰ类药 钠通道阻滞剂，又可进一步分为3类：
①Ⅰa类：钠通道阻滞中等速度，复极时限延长，如奎
尼丁、普鲁卡因胺、双丙吡胺；②Ⅰb类：钠通道阻滞
快速，如利多卡因、美西律；③Ⅰc类：钠通道阻滞速
度缓慢，如氟卡因、普罗帕酮。

Ⅱ类药 β受体阻滞剂，如美托洛尔、比索洛
尔等。

Ⅲ类药 延长心脏复极过程,在动作电位2、3位相阻滞钾通道,从而延长心肌组织的不应期,如胺碘酮、索他洛尔。

Ⅳ类药 阻滞钙通道,抑制窦房结、房室结的慢反应组织,如维拉帕米、地尔硫䓬。

抗心律失常药物如何联合使用

联合使用的原则:联合药物疗法是根据抗心律失常药物的电生理作用具有相加性或协同性这一假设,针对心律失常的发生机制采用联合方案可能获得治疗成功而提出。其原则是:①如在抗心律失常治疗中应用某一药物尚有疗效,则应尽量避免联合用药;②联合用药避免同一类药物同时应用;③避免作用或不良反应相似的药物同时应用;④联合用药时应减少各药的剂量。

联合使用的配伍:由于电生理作用相似,Ⅰ类药物之间很少相互联用。β受体阻滞剂的主要作用是拮抗儿茶酚胺,其与Ⅰ类药物联用治疗室性快速心律失常疗效较好。溴苄铵可与利多卡因或普萘洛尔联用治疗室性心律失常,其疗效较单一药物为好,且无明显不良反应。目前,胺碘酮加美西律治疗快速室性心律失常已在临床应用中显示出一定疗效,但两药均需减量。胺碘酮与β受体阻滞剂或非二氢吡啶类钙通道阻滞剂合用有引起缓慢性心律失常的危险,故不主张合用或应慎用。维拉帕米或硫氮䓬酮与普萘洛尔联合可治疗快速室上性心律失常,但由于二者均具有负性肌力作用及抑制房室传导和抑制窦房结的功能,故应慎用。因为慢性心力衰竭患者需应用β受体阻滞剂,当出现恶性心律失常时可以应用胺碘酮。虽然几乎所有抗心律失常药物均具有负性肌力作用,但在心功能正常情况下抗心律失常药物引起心功能障碍的机会很少。从小剂量开始,逐渐增加剂量,联合使用时应扬长避短、趋利避弊、合理配伍,同时应做好密切的临床观察及 Holter 监测。

💜 如何认识胺碘酮的副作用

(1)心血管副作用:静脉注射可引起血压降低,偶可引起猝死(冲击量快速静脉注射)。可引起房室传导阻滞,原有束支传导阻滞者可能发生完全性房室传导阻滞。本品服用后常引起 QT 间期延长,但尖端扭转型室性心动过速发生率低。

(2)肺纤维化:发生率 1%~5%,与剂量有关,但应用维持量 200mg/d 时也可发生,这是一种严重的副作用。长期服用胺碘酮者,第 1 年应每 3 个月拍摄胸片 1 次,第 2 年每 6 个月拍摄胸片 1 次,以期及早发现肺纤维性变。

（3）甲状腺功能失调：发生率 2%~4%，既可引起甲状腺功能亢进，又可引起甲状腺功能减退。每 200mg 的胺碘酮含碘 75mg，过多的碘可抑制甲状腺素的合成和释放；胺碘酮还可抑制 T_4 在周围组织转变为 T_3。在低碘地区服用胺碘酮容易诱发甲状腺功能亢进。在摄碘正常的地区可能诱发甲状腺功能减退。

（4）中枢神经系统：可出现肌病、末梢神经炎、头晕、晕厥、感觉异常和视力模糊，发生率不高，一般不严重。

（5）消化系统症状：可出现恶心、呕吐、腹胀、便秘，偶可出现顽固性呃逆。

（6）其他副作用：角膜可有脂褐质样物质微粒沉淀沉着，只有用裂隙灯才能发现，此种并发症发生率很高，但不影响视力，停药后可逐渐消退。部分患者可出现光敏感现象，皮肤可变黑或灰蓝色，主要在面部，停药后色素可逐渐消失。

β 受体阻滞剂的绝对禁忌证和相对禁忌证有哪些

绝对禁忌证：①慢性阻塞性肺气肿伴支气管哮喘；②急性左心衰竭；③严重的窦性心动过缓，

心率≤50次/分钟；④低血压，收缩压≤90mmHg；⑤Ⅰ度以上房室传导阻滞；⑥严重的外周血管疾病，如间歇性跛行、皮肤坏死。

相对禁忌证：①慢性阻塞性肺气肿不伴有支气管哮喘；②慢性心力衰竭，心功能Ⅳ级；③P-R间期轻度延长；④嗜铬细胞瘤引起的高血压，应先使用α受体阻滞剂阻滞α受体后，再使用β受体阻滞剂；⑤变异型心绞痛，如果证实有冠状动脉狭窄，β受体阻滞剂可与钙通道阻滞剂或硝酸酯类合用；⑥轻度周围血管疾患如四肢发凉、雷诺现象，尽量选用具有扩血管作用的β受体阻滞剂；⑦使用胰岛素或口服降糖药的糖尿病患者；⑧肝功能不全，服用经肝脏代谢的脂溶性β受体阻滞剂应减量；⑨肾衰竭，服用经肾脏排泄的水溶性β受体阻滞剂应该减量。

❤ 如何认识血管紧张素转化酶抑制剂的肾脏损害作用

血管紧张素转化酶抑制剂（ACEI）可改善肾功能，也可能加重肾功能不全。心力衰竭患者若动脉压和心排出量基本正常，使用ACEI后，肾血流量、肾小球滤过率、肌酐和自由水清除率增加；若患者为重度心力衰竭，动脉压降低，心排血量明显减少，使用 ACEI 后,肾功能可能恶化。因为在肾灌注压降低时,肾小球滤过率主要取决于血管紧张素Ⅱ对于出球小动脉的收缩作用,ACEI 可使出球小动脉扩张,肾小球滤过率因而降低。严重心力衰竭患者 ACEI 用量不宜过大,并应防止低钠血症的发生。高血压患者服用 ACEI 后肾血流量通常无变化。

❤ 如何认识硝酸酯类药物的耐药性

耐药性是指用药过程中剂量不变,但疗效逐渐降低。关于硝酸酯类药物的耐药性有多种解释(表18),其中最重要的说法是巯基(SH 基)消耗学说。有人认为,在应用硝酸酯类药物过程中消耗过多的巯基,导致耐药性的发生。乙酰半胱氨酸可提供 SH 基,临床上应用乙酰半胱氨酸成功地抵消了部分患者的耐药性,但乙酰半胱氨酸并不能消除所有患者的耐药性,这反映其他机制的存在。硝酸酯类药物作为一强力的血管扩张药,可使交感神经系统和肾素 - 血管紧张素 - 醛固酮(RAA)系统活性增高,引起儿茶酚胺、肾素、血管紧张素Ⅱ及醛固酮分泌增加,导致血管收缩和液体潴留,从而可使硝酸酯类药物的疗效逐渐降低,这也是一个十分可能的机制。

表 18　硝酸酯类药物耐药的可能机制

1. 巯基消耗　硝酸酯类药物转化为一氧化氮（NO）和刺激鸟苷酸环化酶时需要消耗巯基
2. 可溶性鸟苷酸环化酶活性降低　与巯基消耗过多有关
3. 神经内分泌系统活性增高　血儿茶酚胺、抗利尿激素（ADH）、肾素、血管紧张素Ⅱ、醛固酮分泌增加，导致血管收缩和液体潴留
4. 血管容量转移　由于毛细血管压降低引起血管内容量加大

❤ 如何消除或预防硝酸酯类药物的耐药性

（1）间歇给药：Packer 首先报道静脉滴注硝酸甘油 12 小时，停用 12 小时，再静脉滴注 12 小时，再停用 12 小时，这样可以避免发生耐药性。有学者提出，白天服药 2~3 次，夜间间歇 12 小时，可使血药浓度明显降低，可以避免耐药性的发生。也有学者提出，偏心给药法如 8Am、3Pm 服药更能有效防止耐药性的发生。

（2）逐步"升级"给药：Thadani 提出，对不稳定型心绞痛患者静脉滴注硝酸酯类药物，可由于逐渐增加剂量而克服耐药性，但是否适用于所有发生耐药的患者，有待于临床实践进一步验证。

（3）加用 ACEI：对于部分心力衰竭或心绞痛患者可逆转硝酸酯类药物耐药。

（4）加用肼屈嗪：动物实验显示，肼屈嗪可减少血管壁过氧化物的产生，故对预防硝酸酯类药物耐

药可能有益。

（5）利尿剂：长期服用硝酸酯类药物可引起血容量增加，是发生耐药的机制之一。Sussex 等观察到，服用利尿剂可延长二硝酸异山梨酯的药效作用时间。

（6）巯基供体：巯基消耗被认为是产生耐药性的重要机制之一。一些临床报道显示，使用 N- 乙酰半胱氨酸（可水解为半胱氨酸）可逆转一些患者的耐药性，但不是所有患者均有效。

综上所述，硝酸酯类药物耐药性的发生机制是多元的。为了预防耐药的发生，应采用间歇服药或皮肤贴片，至少应有 10~12 小时的服药或贴片间歇，口服采用偏心给药法，对慢性心力衰竭或心绞痛患者可加用 ACEI。

❤ 洋地黄的绝对禁忌证和相对禁忌证有哪些

绝对禁忌证：①特发性梗阻性肥厚型心肌病；②旁路下传型心房颤动；③单纯二尖瓣狭窄合并急性肺水肿；④低钾低镁所致的尖端扭转型室性心动过速；⑤Ⅱ度以上的房室传导阻滞、病态窦房结综合征；⑥单纯左心室舒张功能不全；⑦室性心动过速；⑧疑有洋地黄中毒合并心力衰竭者。

相对禁忌证：①急性心肌梗死并发心力衰竭，一般主张在 24 小时内避免使用,因为洋地黄对电生理状态不稳定的心肌易诱发室性心律失常;②高心排出量心力衰竭,如甲状腺功能亢进症、贫血引起的心力衰竭;③慢性肺源性心脏病;④慢性缩窄性心包炎、心包积液。

♥ 洋地黄中毒的表现有哪些

洋地黄中毒可引起一般症状和心脏症状,后者更具特异性。

（1）一般症状:胃肠道刺激症状最为常见,其次为神经系统症状如头痛、无力、定向力障碍等,但均无特异性,黄视十分少见,但有诊断价值。

（2）心脏症状:洋地黄虽为强心剂,当发生中毒时可加重心力衰竭,使其成为难治性心力衰竭。心律失常为洋地黄中毒最常见的表现,80%~90% 洋地黄中毒出现心律失常(表 19),其发生机制可能与延迟后除极引起的触发激动有关。有些心律失常具有极大的诊断价值,如室性期前收缩呈二联律、三联律、多形性,房性心动过速伴有房室传导阻滞,加速的交界性自搏心律,双向性心动过速。心电图出现鱼钩样 ST-T 改变、QT 间期缩短为洋地黄作用的改变,而非中毒表现。

表 19　洋地黄中毒引起的心律失常

1. 自律性增高或触发激动引起的心律失常
 （1）室性期前收缩二联律、三联律、RonT 现象、多形性
 （2）室性心动过速
 （3）心室颤动
 （4）房性心动过速（伴有房室传导阻滞）
 （5）加速的交界性自搏性心律（伴有房室分离）
 （6）双向性心动过速
2. 心脏传导阻滞
 （1）窦房传导阻滞
 （2）Ⅰ度房室传导阻滞（不一定反映洋地黄中毒）
 （3）Ⅱ度Ⅰ型房室传导阻滞
 （4）高度或完全型房室传导阻滞

 洋地黄中毒的易感因素有哪些

　　（1）年龄：老年人骨骼肌萎缩，受体数量减少，加之肾功能不全等因素，按常规剂量给药易发生中毒。

　　（2）肾功能不全：地高辛主要由肾脏排泄，肾功能不全者，地高辛清除半衰期延长，维持量应减少。

　　（3）电解质紊乱及酸中毒：低钾低镁高钙、酸中毒均可加重洋地黄中毒。

　　（4）低氧血症：慢性肺源性心脏病患者由于心肌缺氧易发生洋地黄中毒。

（5）甲状腺功能减退：甲状腺功能减退患者由于洋地黄清除半衰期延长易发生中毒。

（6）严重心脏疾病：弥漫性心肌炎、扩张型心肌病晚期、严重心肌缺血者，心肌对洋地黄异常敏感，常规剂量即可引起中毒。

（7）合并用药：许多药物和洋地黄相互作用，引起洋地黄中毒。

实验室检查

❤ **运动平板试验的应用价值、禁忌证、终止指征及结果分析**

1. 运动平板试验的应用价值

（1）诊断冠状动脉缺血性心脏病。

（2）已知或可疑慢性冠心病患者的严重度、危险性和预后评价。

（3）急性心肌梗死早期危险性评估。

（4）特殊临床人群的评价：性别、年龄、其他心脏疾病或冠脉重建者。

（5）儿童。

2. 运动平板试验的禁忌证

（1）绝对禁忌证

1）急性心肌梗死（2天内）。

2）高危不稳定型心绞痛。

3）未控制的伴有临床症状或血流动力学紊乱的心律失常。

4）有症状的严重主动脉狭窄。

5）未控制的症状性心力衰竭。

6）急性肺栓塞或肺梗死。

7）急性心肌炎或心包炎。

8）急性主动脉夹层分离。

（2）相对禁忌证

1）冠状动脉左主干狭窄。

2）中度狭窄的瓣膜性心脏病。

3）电解质紊乱。

4）严重的高血压［收缩压 >200mmHg 和（或）舒张压 >110mmHg ］。

5）快速性心律失常或缓慢性心律失常。

6）肥厚型心肌病或其他流出道梗阻性心脏病。

7）精神或体力障碍而不能进行运动试验。

8）高度房室传导阻滞。

3. 运动平板试验的终止指征

（1）绝对指征

1）运动试验中收缩压下降超过基础血压值 10mmHg,伴有其他心肌缺血迹象。

2）中重度心绞痛。

3）逐渐加重的神经系统症状（如共济失调、眩晕或晕厥前期）。

4）低灌注体征（发绀或苍白）。

5）操作障碍而难以监测心电图（ECG）或收缩压。

6）受试者要求终止运动。

7）持续性室性心动过速。

8）导联 ST 段升高≥1.0mm。

（2）相对指征（一）

1）运动试验中收缩压下降超过基础血压值10mmHg，但不伴有其他心肌缺血迹象。

2）ST 段或 QRS 波改变，如 ST 段水平型或下垂型压低 >2mm 或明显的电轴偏移。

3）非持续性室性心动过速的心律失常，包括多源性室性期前收缩、短阵室性心动过速、室上性心动过速、传导阻滞或缓慢性心律失常。

（3）相对指征（二）

1）乏力、呼吸困难、腿痉挛、跛脚。

2）发生束支传导阻滞或心室内传导阻滞而难以与室性心动过速区别。

3）胸痛增加。

4）高血压反应 [无明显的症状，但收缩压 >250mmHg 和（或）舒张压 >115mmHg]。

4. 运动平板试验的结果分析

（1）包括运动能力、临床、血流动力学和 ECG 反应。

（2）缺血性胸痛，特别导致运动平板试验终止的心绞痛是很有临床意义的。

（3）异常的运动能力、运动时收缩压反应和心率反应是重要的发现。

（4）最重要的 ECG 发现是 ST 段压低和抬高。对运动平板试验阳性者最常用的分析手段是观察

ECG 的 J 点后 60~80 毫秒的 ST 段水平性 / 下垂性压低或抬高是否≥1mm。

（5）上斜性 ST 段压低应考虑为临界状态或阴性结果。

❤ 脑钠肽（BNP）和 NT 末端脑钠肽前体（NT-proBNP）的临床意义

脑钠肽（BNP）又称 B 型利钠肽（B-type natriuretic peptide），是继心钠肽（ANP）后利钠肽系统的又一成员，由于它首先由日本学者 Sudoh 等于 1988 年从猪脑中分离出来，因而得名，实际上它主要来源于心室。由于其最先从猪脑中分离，所以又称为脑钠素（BNP）。后来在心脏中也分离出 BNP 且心脏分泌的 BNP 多于脑，心脏释放的 BNP 主要来自心室，但心室储存 BNP 较心房少。它与 ANP 均属于心脏利钠肽类，由于它们的发现使人们认识到心脏也是一种内分泌器官。

心肌细胞首先合成 108 个氨基酸的 BNP 原，称之为 proBNP（BNP 前体）。在受到心肌细胞的刺激后（如心肌细胞拉伸），proBNP 在蛋白酶作用下裂解为 NT-proBNP（氨基末端 -proBNP 或 N 端 -proBNP）和生物活性激素 BNP。两种多肽都释放进入血液循环。两者来源相同且等摩尔分泌。BNP 与 NT-proBNP 的不同点主要有如下几点：

（1）分子结构不同：BNP 的分子结构中有一个非常重要的二硫键连接构成的环状结构，可与钠尿肽受体结合发挥生物学活性作用；NT-proBNP 为一直链结构，是失去生物活性的氨基酸片段。

（2）在体内的清除途径不同：BNP 的清除主要通过与钠尿肽清除受体（NPR-C）结合继而被胞吞和溶酶体降解，只有少量的 BNP 通过肾脏清除，当肾功能缺失时，中性肽链内切酶（NEP）也可打开 BNP 的环状结构而对它进行清除；NT-proBNP 清除的唯一途径是肾小球滤过，肾功能出现缺失对 NT-proBNP 的代谢影响极大。

（3）半衰期不同：BNP 的半衰期是 22 分钟，而 NT-proBNP 的半衰期为 120 分钟。

研究发现，BNP 对心力衰竭的早期诊断、早期干预及预后有很大帮助。在 2001 年修订的欧洲心脏病学会心力衰竭诊疗指南中，已经把 BNP 作为心力衰竭诊断的工具。2005 年欧洲和美国的指南，均进一步肯定了 BNP 在心力衰竭诊断中的作用。

❤ 何谓心脏声学造影

心脏声学造影（cardiac acoustic contrast）是通过周围静脉向心腔内注入一种具有声学效应的造影剂（contrast agent），使心腔内出现浓密的回声反射，以增强组织对比度,从而帮助诊断疾病的方法。它所依据的原理是,造影剂在血液内产生大量的微气泡,由于其声阻抗较大,因而能在心腔内产生浓密的回声。当这些气泡到达肺部时,即从血液中逸出,通过肺排出体外,因而早期的造影剂只能显示于右心系统,而不能出现在左心系统。现时的造影剂不但能通过肺循环显示在左心室内,而且还可通过主动脉进入冠状动脉,出现在心肌内,对心肌进行对比造影。

适应证:①分流性疾病:房间隔缺损、室间隔缺损及主 - 肺动脉隔缺损,以及合并有这些缺损的复杂畸形;②反流性疾病:右房室瓣及肺动脉瓣反流;③观察器官的形态、结构、功能和血流灌注。

禁忌证:①肺功能不全缺氧明显者(对 CO_2 造影剂而言);②冠心病有心绞痛及心肌梗死者;③重症心力衰竭病人;④严重酸中毒病人;⑤有出血倾向或栓塞病史者;⑥重症贫血病人;⑦重症感染性心内膜炎病人。

 心肌损伤标志物有哪些,各有什么特点

心肌损伤标志物主要包括肌红蛋白、肌酸激酶同工酶(CK-MB)和肌钙蛋白(Tn)。根据这些蛋白质的尺寸大小和所处位置决定其释放的时间。最小的肌红蛋白存在于细胞质内,首先释放。存在于核子和线粒体内的 CK-MB 随后释放。而存在于收缩器内的结构蛋白——cTn 要等细胞完全裂解后才会释放,目前一致认为只有心肌细胞死亡后,cTn 才释放(图 3)。

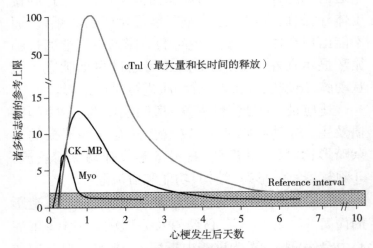

图 3　心肌损伤标志物在心肌梗死发生后的释放过程

近 10 年的临床实践证实,心肌肌钙蛋白(cTn)是目前临床敏感性和特异性最好的心肌损伤标志物,已成为心肌组织损伤(如心肌梗死)最重要的诊断依据。在不能使用 cTn 的情况时,也可使用 CK-MB 质量的检测。

急性心肌梗死(AMI)生物标志物测定的最佳采血时间取决于标志物的性质和患者的因素[症状的开始和持续时间以及发生急性冠脉综合征(ACS)的

概率]。

（1）肌红蛋白在肌细胞损伤后 1 小时即开始升高，12~24 小时恢复正常。

（2）CK-MB 在心肌损伤后 3~4 小时开始升高，48~72 小时降至正常范围。

（3）cTn 升高的时间与 CK-MB 类似，但持续时间长，cTnI 可持续 4~7 天，而 cTnT 可达 10~14 天。

♥ 肌钙蛋白的分类及特点

心肌肌钙蛋白是结合在横纹肌细肌丝上的一种调节蛋白，可被一定浓度的钙离子激活，在横纹肌收缩中起着开关的作用。

（1）肌钙蛋白 T（TnT）：原肌球蛋白结合的肌钙蛋白 T，分子量 37000，可能为不对称蛋白结构，是原肌球蛋白结合亚基。TnT 也有 3 种亚型：快骨骼肌亚型、慢骨骼肌亚型和心肌亚型。他们在骨骼肌和心肌中的表达分别受不同的基因调控。当心肌损伤时，游离于胞浆内的心肌 TnI、TnT 快速释放入血液循环，5~8 小时外周血出现增高，并且随肌原纤维不断溶解破坏，TnI、TnT 不断释出，于 12~24 小时内达到高峰，7~14 天后降到正常。

（2）肌钙蛋白 I（TnI）：调节肌动球蛋白 ATP 酶活性的肌钙蛋白 I，分子量 21000，是肌动蛋白抑制亚基，可抑制肌球蛋白与肌动蛋白结合,阻止肌肉收缩。它有 3 种亚型:快骨骼肌亚型、慢骨骼肌亚型和心肌亚型。这 3 种 TnI 亚型分别源于 3 种不同的基因。心肌亚型对于两种骨骼肌亚型约有 40% 的不同源性。

(3) 肌钙蛋白 C(TnC):钙结合的肌钙蛋白 C,分子量 18000,呈晶体结构,是肌钙蛋白的钙离子结合亚基。骨骼肌和心肌中的 TnC 是相同的。

cTnT 和 cTnI 为心肌细胞特有,是急性心肌梗死发生后出现较早且特异性高的标志物。2002 年公布的《心肌损伤标志物的应用准则》中建议:将心肌肌钙蛋白(cTnT、cTnI)取代 CK-MB 成为检出心肌受损的金标准。

骨骼肌损伤(如创伤或外科手术)引起的心肌肌钙蛋白假阳性者极少,当 CK-MB 正常或轻度升高时,心肌肌钙蛋白有助于鉴别心肌损伤。

与 CK-MB 相比,TnI、TnT 对心肌损伤的诊断敏感性更高,特异性更强,持续时间更长。随着对心肌肌钙蛋白的深入研究,无论是对心肌的特异性还是敏感性,肌钙蛋白被认为是目前最好的确定标志物,它正逐步取代 CK-MB 成为 AMI 的诊断"金标准"。

♥ 六分钟步行试验的适应证和禁忌证有哪些

六分钟步行试验(6MWT)主要用于评价中、重度心肺疾病患者对治疗干预的疗效,测量患者的功能状态,可作为临床试验的终点观察指标之一,也是患者生存率的预测指标之一。

6MWT 简单易行,仅需要 100 英尺(1 英尺 = 0.3048 米)的走廊而不需运动器械或对技术员进行高级培训。步行是除了重病患者以外所有人都要进行的一种活动。该试验测定患者 6 分钟内在平坦、硬地上快速步行的距离。它评价了运动过程中所有系统全面完整的反应,包括肺、心血管系统、体循环、外周循环、血液、神经肌肉单元和肌肉代谢。它没有像最大量心肺功能运动测试那样提供关于运动中牵涉的不同器官和系统功能的详细信息或运动受限的机制。自定速度的六分钟步行试验评价次大量功能代偿能力水平。多数患者在六分钟步行试验中不能达到最大运动量,他们选择自己的运动强度并且允许试验过程中停止行走和休息。然而,因为日常生活中多数活动需要在次大运动量水平完成,所以六分钟步行试验最好能反映能完成日常体力活动的功能代偿能力水平。

1. 适应证和限制 6MWT 主要适用于测量中到重度心脏或肺疾病患者对于医疗干预的反应,也可用于评价患者功能状态或预测发病率和死亡率(表 20 为适应证列表)。

表 20　六分钟步行试验的适应证

治疗前和治疗后的比较

　　肺移植

　　肺切除

　　肺减容术

　　肺的康复

　　慢性阻塞性肺疾病（COPD）

　　肺循环高压

　　心力衰竭

评价功能状态（单一测量）

　　COPD

　　肺囊性纤维化

　　心力衰竭

　　周围血管疾病

　　纤维肌痛

　　老年患者

预测发病率和死亡率

　　心力衰竭

　　COPD

　　特发性肺动脉高压

2. 禁忌证　6MWT 的绝对禁忌证包括 1 个月内有不稳定型心绞痛或心肌梗死。相对禁忌证包括静息状态心率超过 120 次 / 分钟，收缩压超过 180mmHg，舒张压超过 100mmHg。

具有上述任何情况的患者都应该告知申请或指导检查的医师，以便于他们临床评价和决定是否进行该检查。6个月内的心电图结果也应该在检查前进行回顾。稳定的劳力性心绞痛不是6MWT的绝对禁忌证，但患者应在使用治疗心绞痛药物后进行试验，并且应备好急救用硝酸酯类药。

❤ 直立倾斜试验诊断血管迷走性晕厥的机制是什么

直立倾斜试验是一项用于检查静脉血管是否正常的辅助检查方法。在血管迷走性晕厥患者，由平卧位变成倾斜位时，身体下部静脉的血流淤积程度较健康人更为显著，回心血量突然过度减少，左心室强力收缩，刺激左心室后下区的机械感受器C纤维，由此感受器产生强烈冲动传至脑干，反射性引起交感神经活性减低，迷走神经兴奋亢进，导致心率减慢和外周血管扩张，心排出量减少，血压下降，发生晕厥。现在，直立倾斜试验被认为是识别血管迷走性晕厥的一种有效激发试验，而且可以作为反复发作不明原因晕厥疗效的评估手段之一。

❤ 直立倾斜试验的操作方法

（1）倾斜试验前无输液者卧位至少5分钟，有输液者至少20分钟。

（2）倾斜角度 60°~70°。

（3）被动倾斜时间 20~45 分钟。

（4）如果基础倾斜试验阴性时，静脉应用异丙肾上腺素或舌下应用硝酸甘油作为激发药物。药物试验时间为 15~20 分钟。

（5）异丙肾上腺素的剂量 1~3μg/min，使平均心率增加 20%~25%，用药时不必将患者放回仰卧位。

（6）直立位舌下硝酸甘油喷雾剂固定剂量为 400μg。

（7）试验终点为诱发晕厥或完成试验过程包括用药，晕厥发作为试验阳性。

直立倾斜试验的结果判断

1. 正常值　倾斜试验中正常的反应包括：①心率增加约 10~15 次 / 分钟；②舒张压增加 10mmHg，收缩压基本不变。

正常人体由平卧位变为直立时，大约有 300~800ml 血液从胸腔转移到下肢，致静脉容积增加，使心室前负荷降低，心输出量减少，动脉压下降，主动脉弓和颈窦压力感受器张力减弱，迷走神经传入张力消失，交感神经传出信号增加，通过心率加快和外周血管收缩来代偿以增加心输出量。因此，正常生理反应是心率稍加快，收缩压稍降低，舒张压增加，平均动脉压不变。

2. 阳性标准 根据中华心血管病杂志编委会倾斜试验对策专题组于 1998 年推出的建议规定,在直立倾斜试验中,患者出现以下情况可作为判断的依据。

(1)下降:收缩压≤80mmHg 和(或)舒张压≤50mmHg,或平均动脉压下降≥25%。

(2)减慢:窦性心动过缓(<50 次/分钟),窦性停搏代以交界性逸搏心律,一过性Ⅱ度或Ⅱ度以上房室传导阻滞或长达 3 秒以上的心脏停搏。罕有长时间的心脏停搏,一旦遇到必须静脉注射阿托品或进行短暂的心肺复苏,但结果必能完全而快速的恢复。

(3)晕厥:指试验中出现面色苍白、出汗、胸闷、过度换气,继之黑矇、听力减退、反应迟钝,但无意识丧失,恢复平卧位后症状立即消失,如不恢复平卧位,可能很快发生意识丧失。

(4)突发的、短暂的意识丧失伴不能维持自主体位,晕厥前可伴有或不伴有接近晕厥的先兆症状,恢复平卧位,意识可在几秒后自行恢复,5 分钟内应完全恢复正常。

具备(1)和(2)任意一项加上患者出现接近晕厥或晕厥即可判断为阳性。

3. 反应类型 倾斜试验中,心率减慢与血压下降的反应可不完全平行。根据血压和心率的变化可分为3种不同的反应类型。

（1）心脏抑制型：以心率陡降为特征，心率下降幅度 >20%，收缩压无下降。

（2）血管抑制型：血压降低≤80mmHg，同时伴有心率轻度减慢或变化不大。

（3）混合型：血压降低≤80mmHg，心率下降幅度 >20%。

4. 结果分析

异常结果：异常反应有以下几种：

1）体位性心动过速综合征（POTS）：心率增加 >30次/分钟或脉搏持续 120次/分钟，多主诉有心悸，乏力，晕厥前兆。

2）立位低血压：收缩压降低至少 20mmHg 或舒张压降低至少 10mmHg。

3）迷走性晕厥：通常表现为血压突然下降并伴有症状，多发生于倾斜试验开始 10分钟以上，常伴有心动过缓。血压下降和心率减慢可不完全平行，以心率减慢为突出表现者为心脏抑制型；以血压下降为突出表现者，心率轻度减慢为血管抑制型，心率和血压均明显下降者为混合型。

4）神经功能异常：收缩压和舒张压即刻且持续降低而心率无明显增长，导致意识丧失，多伴有多汗、便秘、怕热等自主神经功能紊乱的表现。

5）心理因素反应：有症状而没有相应的心率血压变化。

　　6）脑性晕厥：在倾斜试验中脑血管超声检查提示脑血管收缩，而无低血压或心动过缓。需要检查的人群：血管异常者，用于评价晕厥。

晕厥的分类及诊断流程

　　1. 分类
　　（1）反射性晕厥
　　1）血管迷走神经性晕厥（一般晕厥）
　　——典型
　　——非典型
　　2）颈动脉窦性晕厥
　　3）条件性晕厥
　　——急性出血
　　——咳嗽、打喷嚏
　　——胃肠道刺激（吞咽、排便、腹痛）
　　——排尿（排尿后）
　　——运动后
　　——餐后
　　——其他（如铜管乐器吹奏、举重）
　　4）舌咽神经痛
　　（2）直立性低血压

1）自主神经调节失常

——原发性自主神经调节失常综合征（如单纯自主神经调节失常、多系统萎缩、伴有自主神经功能障碍的 Parkinson 病）

——继发性自主神经调节失常综合征（如糖尿病性神经病变、淀粉样变性神经病变）

2）药物（和酒精）诱发的直立性晕厥

3）血容量不足

——出血、腹泻、Addison 病

（3）心律失常性晕厥

1）窦房结功能异常（包括慢快综合征）

2）房室传导系统疾患

3）阵发性室上性和室性心动过速

4）遗传性心律失常（如长 QT 综合征、Brugada 综合征、儿茶酚胺依赖性室性心动过速、致心律失常性右心室心肌病等）

5）植入设备（起搏器、植入型心律转复除颤器）功能障碍

6）药物诱发的心律失常

（4）器质性心脏病或心肺疾患

1）梗阻性心脏瓣膜病

2）急性心肌梗死 / 缺血

3）心肌病

4）心房黏液瘤

5）主动脉夹层

6）心包疾病/压塞

7）肺栓塞/肺动脉高压

（5）脑血管性晕厥

血管窃血综合征

2. 诊断流程

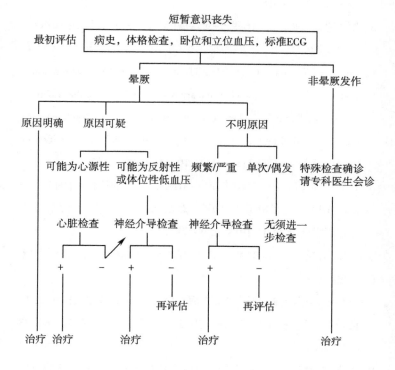

（徐世坤　姚成增）

参考文献

1. 刘少稳. 抗心律失常药物的合理应用[N]. 中国社区医师, 2011-06-24(13).

2. 张存泰. 如何安全应用抗心律失常药物[J]. 临床心血管病杂志, 2009, 25(3): 161-162.

3. 张文博. 心血管药物应用的新进展[M]. 北京: 人民卫生出版社, 2002: 15-167.

4. Gibbons RJ, Balady GJ, Bricker JT, et al. ACC/AHA 2002 Guideline Update for Exercise Testing: Summary Article: A Report of the American College of Cardiology/American Heart Association Task Force on Practice Guidelines (Committee to Update the 1997 Exercise Testing Guidelines)[J]. Circulation, 2002, 106(14): 1883-1892.

5. 林立, 吴杰, 陆再英. 2002年ACC/AHA运动试验指南修订纲要——ACC/AHA行医指南工作组报告(运动试验专题委员会)[J]. 临床心血管病杂志, 2003, 19(9): 568-571.

6. 张新华, 胡申江. 2002年ACC/AHA心电图运动试验指南简介[J]. 心电与循环, 2004, 23(1): 50-51.

7. 葛均波. 现代心脏病学[M]. 上海: 复旦大学出版社, 2011: 99, 232.

8. 潘柏申. 心脏标志物的临床应用[J]. 中华检验医学杂志, 2005, 28(1): 124-126.

9. 范维琥, 赵碧莲. 心肌损伤标志物在急性冠状动脉综合征的应用[J]. 中国实用内科杂志, 2008, 28(1): 16-18.

10. 张寄南,曹克将,杨志健.心脏标志物学[M].南京:江苏科学技术出版社,2007:90-124.

11. 潘柏申.心脏标志物的临床应用[J].中华检验医学杂志,2005,28(1):124-126.

12. Enright PL. The six-minute walk test[J]. Respir Care,2003,48(8):783-785.

13. 刘文玲,胡大一,郭继鸿,等.晕厥诊断与治疗中国专家共识(2014年更新版)[J].中华内科杂志,2014,53(11):916-925.

心血管内科中的外科问题篇

冠心病的再血管化指征有哪些

冠心病的现代治疗起始于 20 世纪 60 年代,当年阿根廷医师 Favalorol(当时在美国克利夫兰诊所)做了第 1 例现代冠状动脉旁路移植术(CABG),是现代冠心病治疗的里程碑。1977 年,世界上第 1 例经皮冠状动脉介入(PCI)成为又一个里程碑。此后多年来二者呈现上涨趋势。研究发现,针对合适的患者两种治疗效果没有明显区别。但两种治疗方法的区别是不容忽视的:冠状动脉旁路移植术提供额外的血流到病变的远端,术后吻合口近段冠脉血管的进一步狭窄对治疗结果没有影响,而 PCI 是恢复原始的冠脉管腔,近端血管新的病变仍然需要进一步治疗。

1. 针对稳定性冠心病患者再血管化治疗的指征(表 21)

表 21　稳定型心绞痛或无痛心肌缺血的再血管化指征

	冠脉病变程度［解剖和(或)功能］	推荐级别	证据水平
预后	左主干狭窄 >50%[a]	I	A
	前降支近端狭窄 >50%[a]	I	A
	两支或三支血管狭窄 >50%[a] 合并左心室功能损害(LVEF<40%)[a]	I	A

续表

冠脉病变程度[解剖和(或)功能]		推荐级别	证据水平
预后	大面积心肌缺血(>10%LV)	I	B
	单支血管狭窄明显 >50%[a]	I	C
症状	有限制性心绞痛或相同意义,药物治疗效果不佳的任何血管狭窄 >50%[a]	I	A

LV:左心室;LVEF:左心室射血分数。

[a] 明确心肌缺血或狭窄 <90% 且 FFR(冠脉血流储备指数)≤0.80。

符合上述指征的有症状(心绞痛分级,CCS3 级)的高危病变(左主干或类左主干,三支病变或前降支近端病变左心室功能下降)的病患应在 2 周内行 PCI 或 CABG,其他稳定的冠脉病变可在 6 周内行 PCI 或 CABG。

2. 稳定性冠心病 PCI 或 CABG 的选择(表 22)大多数报道显示,无论 PCI 或 CABG 都不能解决所有的冠脉问题。CABG 的操作点在血管中段,所以对一些近端病变复杂的尤其是近端慢性闭塞的患者 CABG 有优势。单纯的前降支近端病变 CABG 效果优于 PCI,尤其使用乳内动脉(IMA)时。但药物洗脱支架(DES)使用后 PCI 的效果有明显提升。

对于左主干(LM)病变,CABG 是金标准。目前,一系列的研究表明,对于病变不严重的 LM(SYNTAX≤32),PCI 与 CABG 在主要不良心血管事件(MACCE)、死亡率、再次心肌梗死的发生率等方面都没有明显区别,再血管化率上 CABG 有一定优势。而对于严重的 LM 病变(SYNTAX>32),CABG 在死亡率及再血管化率上优于 PCI。

对于三支血管病变(SYNTAX>22)的患者,CABG 在全因死亡率、因心脏死亡率、再血管化率、心肌梗死发生率等方面均明显优于 PCI。

表 22　稳定性冠心病不同病变程度 PCI 或 CABG 的指征

按照病变程度推荐	CABG		PCI	
	推荐级别	证据水平	推荐级别	证据水平
一或两支血管病变,没有 LAD 近段狭窄	Ⅱb	C	Ⅰ	C
LAD 近段病变	Ⅰ	A	Ⅰ	A
两支血管病变包括 LAD 近段	Ⅰ	B	Ⅰ	C
左主干病变,SYNTAX 评分≤22	Ⅰ	B	Ⅰ	B
左主干病变,SYNTAX 评分 23~32	Ⅰ	B	Ⅱa	B
左主干病变,SYNTAX 评分 >32	Ⅰ	B	Ⅲ	B
三支血管病变,SYNTAX 评分≤22	Ⅰ	A	Ⅰ	B
三支血管病变,SYNTAX 评分 23~32	Ⅰ	A	Ⅲ	B
三支血管病变,SYNTAX 评分 >32	Ⅰ	A	Ⅲ	B

　　CABG:冠状动脉旁路移植术;LAD:左前降支;PCI:经皮冠状动脉介入;SCAD:稳定性冠心病。

3. 非 ST 段抬高型急性冠脉综合征（NSTE-ACS）的治疗选择 NSTE-ACS 患者血流动力学稳定的可以参照稳定性冠心病（SCAD）患者，1/3 的患者是单支病变，大多是 PCI 治疗，多支血管病变根据患者的具体情况决定，其中适合 PCI 的约占 80%，20% 适合 CABG。多支病变，罪犯血管不清晰，SYNTAX 评分 > 22 更倾向于急诊 CABG。

不稳定患者应先处理罪犯血管。针对 CABG 策略没有随机对照研究，一般认为延迟 48~72 小时，根据具体情况决定（症状、血流动力学、冠脉病变、心肌缺血情况），当心机缺血进展或再次发生，血流动力学不稳定，应该急诊手术。此时双抗是相对禁忌。

对于 ST 段抬高型心肌梗死（STEMI）患者，CABG 只是针对无法 PCI 或有机械性的并发症时（这种情况少见），如果没有持续性疼痛，血流动力学稳定，等待 3~7 天手术相对安全。经急诊处理后的三支病变患者需要危险分层，综合各因素后决定 PCI 或 CABG。

♥ 冠状动脉旁路移植术围术期及术后抗血栓药物使用的注意事项

冠状动脉旁路移植术（CABG）后二级预防应尽

早启动抗血小板治疗,而不是抗凝治疗(无论是华法林,还是新型口服抗凝药),除非患者合并其他抗凝指征,如心房颤动、深静脉血栓或人工瓣膜置换、室壁瘤等。专家组推荐,CABG 后抗血小板治疗策略的制订应个体化,着重权衡以下 3 个方面:①疾病状态:急性冠脉综合征(ACS)[包括不稳定型心绞痛(UA)、非 ST 段抬高型心肌梗死(NSTEMI)和 ST 段抬高型心肌梗死(STEMI)],还是稳定性冠心病(SCAD)。②合并症:通常提示高血栓风险的因素有经皮冠状动脉介入(PCI)、心肌梗死、脑卒中、外周血管病变、糖尿病、慢性肾病等,而提示高出血风险的因素有高龄、控制不良的高血压、消化性溃疡/出血等。③手术因素:非体外循环下(Off-pump)CABG 还是体外循环下(On-pump)CABG;动脉桥血管还是静脉桥血管;靶血管条件,如是否行内膜剥脱。

通常而言,CABG 后的抗血小板二级预防分为两个阶段:①双联抗血小板(DAPT)强化治疗;②单药长期维持治疗。现分述如下:

✓ 急性冠脉综合征(ACS)的患者,专家组推荐应该于 CABG 后尽快(24 小时内)重启 DAPT,直至疗程至少长达最近一次 ACS 事件后 12 个月。治疗方案:阿司匹林 100mg(每日 1 次)+ 替格瑞洛 90mg(每日 2 次),或阿司匹林 100mg(每日 1 次)+ 氯吡格雷 75mg(每日 1 次)。PLATO(血小板抑制与患者预后)研究证实,总体疗效上替格瑞洛方案优于氯吡格雷方案而得到最新欧美指南的优先推荐。

✓ 稳定性冠心病(SCAD)的患者,专家组建议可以于 CABG 后启动疗程 12 个月的 DAPT,以期提高静脉桥血管通畅率。

✓ 既往有心肌梗死史的患者,如有血栓高风险(尤其外周血管病变或糖尿病)而无出血高风险,PEGASUS-TIMI 54 研究证实可以从延长 DAPT[(阿司匹林 100mg(每日 1 次)+ 替格瑞洛 60mg(每日 2 次)]至 1 年以上的治疗中获益。故专家组建议,类似情形的 CABG 后患者,也可以考虑延长至 1 年以上的 DAPT,同时替格瑞洛可酌情减量。

✓ 既往有缺血性脑卒中史的患者,专家组建议 CABG 后可以在排除脑出血高风险后启动必要的 DAPT;既往有出血性脑卒中史的患者,专家组遵循药品说明书信息,建议 CABG 后原则上慎用 DAPT,而可单用阿司匹林,尤其新发脑出血 6 个月内。

✓ 慢性肾病史(CKD)的患者,专家组建议 CABG 后可以启动 DAPT,尤其 ACS 状态下。《2015AHA/ACC 慢性肾病患者急性冠脉综合征的药物治疗科学声明》指出,对于此类患者的有效性和安全性,替格瑞洛均优于氯吡格雷。但需要指出,尚缺乏透析患者的循证依据。

✓CABG 手术方式的影响,考虑到 Off-pump CABG 后早期的相对高凝状态,专家组推荐更积极的 DAPT 治疗策略;而 On-pump CABG 后早期 DAPT 尚需要更多循证依据的支持。

✓ 桥血管移植物的影响,目前尚未有循证依据证实不同抗血小板策略对动脉桥血管通畅率的潜在获益;而已有一些循证依据提示,CABG 后早期不同疗程(3~12 月)的 DAPT 可以提高静脉桥血管的通畅率。故专家组建议,采用静脉桥血管的 CABG 后启动 DAPT 是值得考虑的,尤其是在静脉桥血管本身质地差,或冠脉靶血管条件差,或靶血管行内膜剥脱术的时候。

✓ 药物遗传学证实,中国汉人中阿司匹林抵抗远较欧美人种少,故专家组推荐,阿司匹林长期二级预防的剂量为 75~100mg(每日 1 次),而非更高的剂量。而国人 CYP2C19 基因多态性引起的氯吡格雷抵抗较欧美人种多,故专家组建议,如有条件可开展 CYP2C19 基因多态性检测和各种血小板功能检测,以筛查出 CYPC19 慢代谢或血小板残余高反应性的患者。根据《2016 中国冠状动脉旁路移植术围术期抗血小板治疗专家共识》和《2016 中国经皮冠状动脉介入治疗指南》,专家组认为对于此类患者可考虑首选或换用替格瑞洛治疗。

✓ 对于长期抗血小板治疗二级预防策略,专家组推荐,阿司匹林 75~100mg(每日 1 次)是经济而有效的。对于阿司匹林不耐受或过敏的患者,单用氯吡格雷 75mg(每日 1 次)长期维持治疗是已证实可行的方案,而单用替格瑞洛维持治疗的方案尚有待进一步循证依据支持。

✓ 关于 CABG 合并瓣膜手术或心房颤动的术后抗血小板/抗凝方案,参见 2016 年发布的《2016 中国冠状动脉旁路移植术围术期抗血小板治疗专家共识》。

💜 二尖瓣狭窄的外科诊疗策略是什么

由于各种原因引起心脏二尖瓣结构(瓣叶、瓣环、瓣下组织)改变,导致二尖瓣开放幅度变小、受限或梗阻,造成左心房压力增高、肺淤血等一系列结构和功能异常改变。风湿热是二尖瓣狭窄(MS)最常见的病因,主要累及瓣叶及前后叶交界及腱索。随着人类寿命的延长,老年性二尖瓣狭窄在逐渐增多,与风湿热不同,病变主要累及瓣环及延伸到瓣叶,瓣叶交界一般不累及。老年性二尖瓣狭窄不适合经皮球囊扩张术(PMBC),瓣膜置换是治疗的主要手段,但手术风险大,并发症多,只有在症状十分严重、药物治疗无效的情况下考虑。以下主要讨论风湿性二尖瓣狭窄(表 23,表 24)。

表 23 二尖瓣狭窄分级

级别	定义	解剖	血流动力学	心脏结构影响	症状
A	有 MS 风险	舒张期瓣膜轻度弯隆状	正常跨瓣压差	无	无
B	MS 进展	风湿瓣膜改变，交界粘连瓣叶弯隆状 MVA>1.5cm²	跨瓣血流速增加 MVA>1.5cm² 舒张期压力减半时间 <150 毫秒	轻至中度 LA 扩大 休息时肺动脉压力正常	无
C	无症状严重 MS	风湿瓣膜改变，交界粘连瓣叶弯隆状 MVA≤1.5cm² (MVA≤1.0cm²，非常严重的 MS)	MVA≤1.5cm² (MVA≤1.0cm²，非常严重的 MS) 舒张期压力减半时间≥150 毫秒 (舒张期压力减半时间≥220 毫秒，非常严重 MS)	重度 LA 扩大 PASP>30mmHg	无
D	有症状严重 MS	风湿瓣膜改变，交界粘连瓣叶弯隆状 MVA≤1.5cm²	MVA≤1.5cm² (MVA≤1.0cm²，非常严重的 MS) 舒张期压力减半时间≥150 毫秒 (舒张期压力减半时间≥220 毫秒，非常严重 MS)	重度 LA 扩大 PASP>30mmHg	活动耐力下降劳力性呼吸困难

重度 MS 二尖瓣平均跨瓣压差一般 >5-10mmHg，但这与心率及血流有关，所以未包含在重度的标准中。

LA：左心房；LV：左心室；MS：二尖瓣狭窄；MVA：二尖瓣面积；PASP：肺动脉收缩压。

表24 二尖瓣狭窄治疗指征概要

推荐	推荐级别	证据水平
有症状的重度 MS（MVA≤1.5cm²，D 期），瓣膜形态适合的，推荐 PMBC	I	A
心功能差（NYHA III/IV）的有症状的重度 MS（MVA≤1.5cm²，D 期）患者，没有外科高危因素及不适合 PMBC 是外科手术适应证	I	B
心脏其他手术时伴随重度 MS（MVA≤1.5cm²，C 或 D 期），二尖瓣同期手术处理	I	C
没有禁忌证的无症状的重度 MS（MVA≤1.0cm²，C 期），瓣膜形态合适的，建议 PMBC	IIa	C
心功能下降（NYHA III/IV）的有症状的重度 MS（MVA≤1.5cm²，D 期），有其他手术适应证时，建议外科手术	IIa	C
没有禁忌证的无症状的重度 MS（MVA≤1.0cm²，C 期），瓣膜形态合适且有新发的 AF，建议 PMBC	IIb	C
有症状的 MVA>1.5cm² 活动时，有明显血流动力学改变的，建议 PMBC	IIb	C
心功能差（NYHA III/IV）的有症状的重度 MS（MVA≤1.5cm²，D 期），有手术禁忌证或手术高危因素，瓣膜形态次理想，建议 PMBC	IIb	C
心脏其他手术时伴随中度 MS（MVA1.5~2.0cm²），建议二尖瓣同期手术处理	IIb	C
重度 MS（MVA≤1.5cm²，C 或 D 期），在充分抗凝下仍有过栓塞史的患者，二尖瓣手术同期建议切除左心耳	IIb	C

AF:心房颤动;MS:二尖瓣狭窄;MVA:二尖瓣面积;NYHA:纽约心脏协会心功能分级;PMBC:经皮球囊扩张术。

感染性心内膜炎的外科手术指征有哪些

感染性心内膜炎（IE）是一种高死亡率的疾病，即使使用了合适的抗生素及外科处理，住院死亡率高达 15%~20%，1 年死亡率达 40%，发生率（3~10）/10 万，老年人发病率更高。有心内植入物的发病率是一般人群的 50 倍。治疗的基石是抗生素治疗，何时外科介入应由多学科共同讨论决定。

1. 早期手术（入院但还没有完成正规的抗生素治疗）

（1）病变导致瓣膜失功，使患者出现有症状性心力衰竭。（CLASS Ⅰ，B 级证据）

（2）左侧心脏由金黄色葡萄球菌、真菌或其他高耐药菌引起的。（CLASS Ⅰ，B 级证据）

（3）并发症——传导阻滞，瓣环或主动脉脓肿，穿透性损害。（CLASS Ⅰ，B 级证据）

（4）使用合适的抗生素后仍然持续有菌血症或持续发热 5~7 天。（CLASS Ⅰ，B 级证据）

（5）即使合理的抗菌治疗但仍然反复栓塞以及持续存在赘生物。（CLASS Ⅱa，B 级证据）左侧心脏的 IE，严重瓣膜病变，赘生物较大（>10mm），栓塞经常发生危及生命。栓塞发生于 20%~40% 的 IE 患者，开始抗菌治疗，栓塞率下降 9%~21%，赘生物 >10mm

尤其是二尖瓣前叶上的更容易脱落。栓塞在开始抗菌治疗第 1 天最容易发生,2 周后下降。人工瓣膜心内膜炎(PVE)不是葡萄球菌引起的,没有并发症及人工瓣膜功能障碍的,药物治疗效果好;手术主要针对葡萄球菌引起的 PVE 及有并发症(20%PVE 患者有脑梗死)。

(6)自体瓣膜心内膜炎(NVE)患者有活动度大、长度 >10mm 的赘生物,无论有无栓塞均可早期手术。(CLASS Ⅱb,B 级证据)

2. PVE 和复发的感染(正规疗程后的再次菌血症以及血培养阴性后再次菌血症)推荐外科手术。(CLASS Ⅰ,C 级证据)

3. 起搏电极导致感染可早期完全移除电极及起搏器。(CLASS Ⅰa,B 级证据)

4. 金黄色葡萄球菌或真菌引起的 IE,即使没有证据证明起搏或除颤系统感染,也应该完全移除起搏或除颤系统。(CLASS Ⅱa,B 级证据)

5. 瓣膜 IE 行瓣膜手术时也应该完全移除起搏或除颤电极及仪器,因为可能是感染复发的种植点。(CLASS Ⅱa,C 级证据)

♥ 瓣膜术后的抗凝问题

1. 人工机械瓣使用华法林抗凝治疗。术后初

期国际标准化比值(INR)未达标,部分中心使用低分子肝素或肝素作为过渡。(CLASS Ⅰ,A级证据)

2. 主动脉瓣置换,INR目标2.5(2.0~3.0)。(CLASS Ⅰ,B级证据)

3. 人工机械瓣或有栓塞的高危因素(心房颤动、有栓塞史、左心室功能低下、高凝状态)或老式的球笼瓣,INR目标3.0(2.5~3.5)。(CLASS Ⅰ,B级证据)

4. 二尖瓣置换术,INR目标3.0(2.5~3.5)。(CLASS Ⅰ,B级证据)

5. 人工机械瓣华法林治疗(尤其治疗期间有栓塞,有外周血管病,有高凝状态)推荐外加75~100mg阿司匹林。(CLASS Ⅰ,A级证据)

6. 人工生物瓣置换75~100mg阿司匹林合理的。(CLASS Ⅱa,B级证据)

7. 二尖瓣人工生物瓣置换或成形术后前3个月使用华法林治疗,INR目标2.5。(CLASS Ⅱa,C级证据)

8. 主动脉瓣人工生物瓣置换华法林治疗3~6个月,INR目标2.5。(CLASS Ⅱb,B级证据)

9. 经导管主动脉瓣置换术(TAVR)后前6个月氯吡格雷75mg加阿司匹林75~100mg治疗是合理的。(CLASS Ⅱb,C级证据)

10. 直接口服凝血酶抑制剂或Ⅹa拮抗剂(达比

加群酯、利伐沙班、阿哌沙班)抗血小板治疗对人工机械瓣置换的患者无益。(CLASS Ⅲ,B 级证据)

♥ 人工机械瓣膜置换术后拟行其他手术的抗凝处理原则

应根据手术的类型、危险因素、部位、人工瓣膜数量决定。

(1)小手术(如拔牙、白内障手术、青光眼手术、皮肤手术)不用停华法林治疗。(CLASS Ⅰ,C 级证据)

(2)主动脉瓣双叶人工机械瓣置换术后没有其他栓塞危险因素的患者进行侵入性外科手术时,可以短期停用华法林而不需要替代治疗。大手术停 2~4 天,INR<1.5,没有出现危险尽快恢复华法林治疗,一般是 12~24 小时后。(CLASS Ⅰ,C 级证据)

(3)①主动脉瓣人工机械瓣置换术后合并有其他栓塞高危因素。②老年人主动脉瓣人工机械瓣置换术后或二尖瓣人工机械瓣置换术后的患者过渡治疗:静脉使用肝素或皮下注射低分子肝素。高危因素包括:心房颤动,有栓塞史,高凝,老年人工机械瓣,左心室功能下降(EF<30%)或 >1 个机械瓣。大手术停 2~4 天,INR<1.5,没有出现危险尽快恢复华法林治疗,一般是 12~24 小时后。过渡治疗

当 INR<2.0 开始（一般在术前 48 小时）。肝素停止（术前 4~6 小时）或低分子肝素（术前 12 小时）。对心脏介入治疗，如果是桡动脉冠状动脉造影，减低华法林剂量即可，相对危险高的患者可以过渡治疗。（CLASS Ⅰ,C 级证据）

（4）急诊手术中可以使用冰冻血浆或凝血酶原复合物对抗华法林，可以口服低剂量维生素 K，高剂量不建议使用。（CLASS Ⅱ,C 级证据）

♥ 人工瓣膜置换术后抗凝过度或大出血的治疗策略是什么

CLASS Ⅱ,B 级证据

抗凝过度及出血时可以使用冰冻血浆或凝血酶原复合物。

INR≥5,出血风险增加,但没有出血时,可以使用冰冻血浆或凝血酶原复合物,但不建议使用大剂量维生素 K。

INR 为 5~10,停用华法林,监测 INR。

INR>10,但没有出血,谨慎使用 1~2.5mg 维生素 K_1,INR 下降至安全水平后调整华法林剂量。有出血时使用冰冻血浆或凝血酶原复合物,维生素 K 起效慢,一般不建议使用。

出现栓塞事件:增加华法林剂量,主动脉瓣人工瓣膜置换术后 INR 提升到 2.5~3.5,二尖瓣人工瓣膜置换术后 INR 提升到 3.5~4.5。人工生物瓣如果使用的阿司匹林可以考虑服用华法林治疗。瓣膜栓塞必要时溶栓或急诊手术治疗。

❤ 主动脉内球囊反搏的适应证、禁忌证有哪些

主动脉内球囊反搏(intra-aortic balloon pump 或 intra-aortic balloon counterpulsation,IABP),主要应用于冠心病患者,是长期以来主要的辅助装置。可以增加收缩压,降低后负荷,增加冠脉灌注,增加心脏输出。患者必须有一定水平的心脏功能和电稳定性以保证 IABP 有效。目前,国际上的研究多数认为对患者的预后益处不大,部分研究认为预先放置 IABP 比临时急诊放置在全因死亡率上有优势,可以减少低血压的过程,可以减少心肌梗死面积。相对 Impalla 和体外膜肺氧合(ECMO)等其他辅助装置,IABP 简便经济易行,并发症少。

1. IABP 的适应证

(1)急性心肌梗死合并心源性休克

(2)急性心肌梗死后机械性并发症(室间隔穿孔、二尖瓣反流、巨大室壁瘤等)

(3)难治性不稳定型心绞痛

(4)血流动力学不稳定的高危经皮冠状动脉介

入（PCI）患者（左主干病变、严重多支病变、重度左心功能不全等）

（5）过渡治疗措施（PCI 失败、心脏辅助装置、ECMO、心脏移植、体外循环脱机困难等）

2. IABP 具体应用指征

（1）多巴胺用量 >15μg/（kg·min）

（2）严重左心功能受损 [心脏指数（CI）<2.0L/（min·m^2），射血分数（EF）<30%，左心室舒张末期压（LVEDP）>22mmHg]

（3）平均动脉压（MAP）<50mmHg

（4）左心房压（LAP）>20mmHg

（5）中心静脉压（CVP）>20cmH$_2$O

（6）尿量 <0.5ml/（kg·h）

（7）末梢循环差，手足凉，中心与周围温差 >4℃

3. IABP 的禁忌证

（1）主动脉夹层

（2）重度主动脉瓣关闭不全

（3）主动脉窦瘤破裂

（4）严重周围血管病变

（5）凝血功能障碍

（6）其他如严重贫血、脑出血急性期等

ACC/AHA 推荐 IABP 使用的 I 类适应证为：①心源性休克；②急性心肌梗死并发急性左房室瓣关闭不全或室间隔穿孔；③伴血流动力学不稳定的

反复顽固性心律失常；④顽固性梗死后心绞痛。

IABP 脱机指征：

IABP 脱机的指标：①多巴胺的用量 <5μg/（kg·min），且依赖性逐渐降低，减药后血流动力学受到的影响较小；②平均动脉压 >80mmHg，周围循环稳定；③尿量 >1ml/（h·kg）；④已撤除呼吸机且血气分析正常。撤除导管后，应按压穿刺部位 20~30 分钟，加压绷带包扎，患肢制动 12 小时。应用 IABP 期间，常规给予低分子肝素抗凝，同时监测全血活化凝血时间（ACT），将 ACT 控制在 200~250 秒。

2012 年，中国 PCI 指南中指出，急性 ST 段抬高型心肌梗死（STEMI）的血运重建，对无血流动力学障碍的患者，应避免常规应用 IABP（Ⅲ，B）。对 STEMI 合并心源性休克的患者，不论发病时间也不论是否曾溶栓治疗，均应紧急冠状动脉造影，若病变适宜，立即直接 PCI（Ⅰ，B），建议处理所有主要血管的严重病变，达到完全血管重建；药物治疗后血流动力学不能迅速稳定者应用 IABP 支持（Ⅰ，B）。2011 年美国心脏病协会（ACCF\ACC\SCAI）在心血管造影和介入指南中对 IABP 的推荐级别为（Ⅱ，B），2010 年欧洲心脏病学会对急性心肌梗死合并血流动力学不稳定，尤其是心源性休克或机械性并发症的患者，进行心肌血运重建时 IABP 的使用推荐级别为 Ⅰ级，急诊血运重建治疗［包括直接 PCI 或急诊冠状动脉旁路移植术（CABG）]可改善 STEMI 合并心源性休克患者的远期预后（Ⅰ,B），直接 PCI 时可行多支血管介入干预。STEMI 合并机械性并发症时，CABG 和相应心脏手术可降低死亡率。不适宜血运重建治疗的患者可给予静脉溶栓治疗（Ⅰ,B），但静脉溶栓治疗的血管开通率低，住院期病死率高。血运重建治疗术前置入 IABP 有助于稳定血流动力学状态，但对远期死亡率的作用尚有争论（Ⅱb,B）。

❤ 主动脉夹层如何分型和治疗

常用的分型包括 De Bakey 分型和 Stanford 分型。Stanford A 型包括 De Bakey Ⅰ型和Ⅱ型。Stanford B 型与 De Bakey Ⅲ基本类似。Stanford 分型重视破口位置，位于升主动脉为 A 型，位于降主动脉为 B 型。

主动脉夹层急性期 <14 天，亚急性期 15~90 天，慢性期 >90 天。估计发生率 6/10 万，男性易发。最常见的危险因素是控制不良的高血压，其他危险因素包括：之前存在的主动脉或主动脉瓣疾病、家族性主动脉病史、心脏手术史、吸烟、胸部钝性伤、吸毒。

1. 主动脉夹层如何诊断　主动脉夹层最常出现的症状是突发的持续的剧烈的撕裂样或刀割样胸背部疼痛，Stanford A 型夹层前胸部疼痛常见，B 型夹层背部腹部疼痛常见。不同的脏器灌注不良有相应脏器的表现。实验室检查 D- 二聚体升高，主动脉夹层的可能性增加。CT 是诊断主动脉夹层的主要手段，MRI 敏感性、特异性均高，但急诊不能使用（限制了使用）。

2. 主动脉夹层如何治疗　Stanford A 型夹层如果不手术治疗，发病后 48 小时内 50% 患者会死亡。Stanford A 型夹层外科手术是主要的治疗手段。虽然围术期死亡率和脑部并发症高，但外科手术使患者 1 个月死亡率由 90% 下降到 30%。因此，没有明显禁忌证的 Stanford A 型夹层需要手术治疗。昏迷、心包压塞引起的休克、冠脉或周围动脉灌注不良、脑梗死是导致手术死亡的重要预测因子。

3. 主动脉夹层的治疗原则（表 25）

表 25　主动脉夹层的治疗原则

推荐	推荐级别	证据水平
所有主动脉夹层药物治疗 止痛 控制血压	I	C
A 型主动脉夹层推荐急诊手术治疗	I	B
A 型主动脉夹层合并器官灌注不良 复合手术［升主动脉和（或）主动脉弓置换 加经皮主动脉或分支手术］	IIa	B
非复杂 B 型主动脉夹层推荐药物治疗	I	C
非复杂 B 型主动脉夹层建议 TEVAR	IIa	B

续表

推荐	推荐级别	证据水平
复杂 B 型主动脉夹层推荐 TEVAR	I	C
复杂 B 型主动脉夹层建议外科手术	Ⅱb	C

TEVAR:主动脉腔内修复术。

腹主动脉瘤的定义和处理原则是什么

1. 定义　腹主动脉直径≥30mm 或比正常增加 50% 以上瘤样扩张。大部分位于肾动脉下,病因主要是退行性变,与粥样硬化密切相关。

2. 处理原则(表 26,表 27)

表 26　无症状腹主动脉扩张或动脉瘤的推荐治疗方案

推荐	推荐级别	证据水平
腹主动脉直径 25~29mm 4 年后复查超声	Ⅱa	B
腹主动脉瘤 <55mm 增长慢(每年 <10mm) 密切观察是安全的 [d]	I	A
小腹主动脉瘤(30~55mm) 建议复查影像间隔时间 [a] 直径 30~39mm 每隔 3 年 直径 40~44mm 每隔 2 年 直径 >45mm[b] 每年	Ⅱa	B
缓慢增长的腹主动脉瘤建议戒烟	I	B

续表

推荐	推荐级别	证据水平
小的腹主动脉瘤 使用他汀类药物以及 ACE 抑制剂可以减少 主动脉并发症	Ⅱb	B
腹主动脉瘤修复指征 直径 >55mm[c] 每年直径增长 >10mm	Ⅰ	B
大腹主动脉瘤解剖形态适合 EVAR 患者能接受外科风险的前提下,EVAR 和外 科手术均可以	Ⅰ	A
大腹主动脉瘤解剖形态不适合 EVAR 推荐外科手术治疗	Ⅰ	C
无症状的腹主动脉瘤不适合 EVAR 及外科 手术 药物治疗可以接受[d]	Ⅱb	B

[a]With,估计小于 1% 的破裂风险;[b] 女性及增长速度比之前加快的患者间隔需要缩短;[c] 应该根据患者性别个体化修正,同样的直径女性患者破裂的概率是男性的 4 倍,所以女性此阈值可以放宽到 50mm,手术与否还要看患者的预期寿命;[d] 因为仅仅是动脉瘤相关死亡率而不是全因死亡率有改善,所以选择药物治疗要慎重;ACE:血管紧张素转换酶;EVAR:主动脉腔内隔绝术。

表 27 有症状腹主动脉扩张或动脉瘤的推荐治疗方案

推荐	推荐 级别	证据 水平
怀疑有腹主动脉瘤破裂:推荐立即腹部超声或 CT	Ⅰ	C
腹主动脉瘤破裂:急诊手术治疗	Ⅰ	C
有症状没有破裂的腹主动脉瘤:尽快手术治疗	Ⅰ	C

续表

推荐	推荐级别	证据水平
有症状的腹主动脉瘤解剖形态适合 EVAR：外科手术或 EVAR 都可以实施 [a]	I	A

[a] 依赖于专家团队和患者危险程度；EVAR：主动脉腔内隔绝术；CT：断层扫描。

❤ 慢性主动脉夹层患者的血压、心率如何管理

对慢性主动脉夹层患者的血压宜控制在 140/90mmHg 以下，尤其对慢性主动脉夹层患者，有指征严格控制血压 <130/80mmHg（I，C）。建议应用静脉内 β 受体阻滞剂，收缩压控制目标仍是 100~120mmHg，到底需在多长时间内达到此目标没有描述。

对心率控制目标和具体药物有明确描述："如果没有禁忌证，应给予静脉内 β 受体阻滞剂治疗，并逐步调整到 ≤60 次 / 分钟的目标心率。如果患者有使用 β 受体阻滞剂的明确禁忌证，应采用非二氢吡啶类钙通道阻滞剂控制心率。"

❤ 腹主动脉瘤如何进行药物管理

腹主动脉瘤的药物治疗方面，ACEI 的临床研究相互有矛盾之处。两项队列研究均提示，他汀

类药物(辛伐他汀、阿托伐他汀、氟伐他汀、普伐他汀)有明显的作用(主动脉瘤扩张速度减少综合值每年 −2.97mm),与另一个对 5 个纵向研究的 Meta分析结论一致(主动脉瘤扩张速度减少综合值每年 −0.50mm)。因此,指南推荐为了减少小腹主动脉瘤(定义为不考虑血管腔内治疗或外科手术的情况,一般主动脉直径在 30~49mm 或 30~54mm)患者的主动脉并发症,可考虑使用 ACEI 类药物或他汀类药物(Ⅱb,B)。他汀类药物应该在介入前 1 个月开始使用(Ⅰ,A)。对合并高血压的腹主动脉瘤患者,β受体阻滞剂应列为一线治疗。

❤ 何谓急性主动脉综合征

急性主动脉综合征是累及主动脉的严重和紧急病症,导致主动脉内膜和中膜的破坏,可导致壁内血肿,穿透性溃疡,或主动脉壁层的分离即主动脉夹层,甚至是主动脉破裂。2010 年 ACCF/AHA 指南根据危险因素、发病特征和辅助检查总结出急性主动脉综合征的风险评估工具。

(1)伴有高度风险基础疾病或情况:如马方综合征(或其他结缔组织病)、主动脉疾病家族史、已知主动脉瓣疾病、已知胸主动脉瘤以及曾行主动脉操作(包括外科手术)。

（2）高度风险疼痛性质：胸背或腹部疼痛具有以下特点：①突发疼痛；②疼痛剧烈；③疼痛呈撕裂样、尖锐性疼痛。

（3）高度风险体格检查：有灌注缺损的证据：①脉搏短绌；②四肢收缩压差；③局灶神经病变体征（伴疼痛）；④主动脉反流性杂音（新发或伴疼痛）；⑤低血压或休克。

 马方综合征的诊断

马方综合征是最常见的常染色体显性遗传结缔组织病。1896 年，Antoine-Bernard Marfan 首先描述了该病的骨骼表现，由此得名。1955 年，Victor McKusick 确定将该病归类于结缔组织病。马方综合征与编码 fibrillin-1 的 15q21 染色体上的 FBN1 基因突变有关。该突变导致组织支撑力减弱及转化生长因子（TGF-b）调节异常。该病发病率（2~3）/10 万，25%~30% 是新突变。疾病自然存活年龄平均 40 岁，60%~80% 的患者有主动脉根部扩张。研究表明，倍他乐克（酒石酸美托洛尔）及血管紧张素 Ⅱ 转换酶抑制剂有减缓主动脉根部扩张的作用。

诊断标准：

（1）无家族史的患者，满足以下任一情况，可诊断马方综合征

1）主动脉根部 Z 评分≥2,晶状体异位,并排除 Sphrintzene-Goldberg 综合征、Loeyse-Dietz 综合征和血管型 Ehlerse-Danlos 综合征等类似疾病。

2）主动脉根部 Z 评分≥2,并且检测到致病性 FBN1 基因突变。

3）主动脉根部 Z 评分≥2,系统评分≥7,并排除 Sphrintzene-Goldberg 综合征、Loeyse-Dietz 综合征和血管型 Ehlerse-Danlos 综合征等类似疾病。

4）晶状体异位,并且检测到与主动脉病变相关的 FBN1 基因突变。

（2）有家族史的患者,满足以下任一情况,可诊断马方综合征

1）晶状体异位,并且有马方综合征家族史。

2）系统评分≥7,有马方综合征家族史,并排除 Sphrintzene-Goldberg 综合征、Loeyse-Dietz 综合征和血管型 Ehlerse-Danlos 综合征等类似疾病。

3）主动脉根部 Z 评分≥2（20 岁以上）或≥3（20 岁以下）,有马方综合征家族史,并排除 Sphrintzene-Goldberg 综合征、Loeyse-Dietz 综合征和血管型 Ehlerse-Danlos 综合征等类似疾病。

马方综合征的手术指征有哪些

马方综合征的手术指征见表 28。

表 28　马方综合征的手术指征

指征	推荐级别	证据水平
需要手术的主动脉根部直径		
>50mm	I	C
46~50mm：		
——有夹层家族史或	I	C
——反复测量确认每年扩张速率 >2mm 或重度主动脉瓣或二尖瓣反流或	I	C
——备孕	II	C
主动脉其他部位 >50mm 或扩张进展患者应该慎重考虑手术	II a	C

ESC 瓣膜指南推荐直径 45mm，无论其他情况。

注：

（1）"主动脉根部 Z 评分"是一种评价主动脉根部扩张程度的方式，评分值越高，主动脉根部扩张越严重。

（2）"系统评分"是全面评价全身各器官、系统所表现出的马方综合征特征性症状的方式，总分 20 分，达到 7 分认为有诊断参考价值［评分点包括：同时出现指征和腕征得 3 分（只占其一得 1 分），出现鸡胸得 2 分，漏斗胸得 1 分，足跟畸形得 2 分（平足得 1 分），气胸史得 2 分，硬脊膜膨出得 2 分，髋臼突出得 2 分，上部量 / 下部量减小、臂长 / 身高增加且无脊柱侧凸得 1 分，脊柱侧凸或后凸得 1 分，面征得 1 分，异常皮纹得 1 分，近视大于 300 度得 1 分，二尖瓣脱垂得 1 分］。

体外膜肺氧合的适应证有哪些

　　体外膜肺氧合(extra corporeal membrane oxygenation,ECMO)是一种心肺功能支持系统,即将血液从血管中引出,在体外通过机械泵和氧合器完成 O_2 和 CO_2 的交换,最终回到患者体内;是患者心肺不能足够维持生理需要时可以临时提供心肺支撑的系统。可以通过静脉-静脉(V-V))提供氧合支持,也可以通过静脉-动脉(V-A)提供氧合及循环支持。VA-ECMO类似心脏外科手术时的体外循环装置,静脉插管引静脉血通过膜肺体外氧合,氧合血通过动脉插管再回输身体。

　　ECMO 适应证:

　　(1)肺氧和功能障碍,$PaO_2 < 50mmHg$; 或 $DA\text{-}aO_2 > 620mmHg$。

　　(2)急性肺损伤 $PaO_2 < 40mmHg$、$pH < 7.3$ 达到 2 小时以上。

　　(3)人工通气 3 小时,$PaO_2 < 55mmHg$、$pH < 7.4$。

　　(4)人工通气出现气道压伤,吸入高浓度氧气引起的肺损伤,潮气量过大或气道压力过高引起的肺损伤。

　　(5)氧合指数 >0.4 超过 4 小时(氧合指数 $= MAP \times FiO_2/PaO_2$)。

（6）应用呼吸机、吸入 NO 及肺泡表面物质仍无法改善血液氧合及二氧化碳排出。

ECMO 心脏适应证：

ECMO 心脏适应证（仅 VA-ECMO）为在主动脉内球囊反搏（IABP）支持下、充分的液体复苏及大剂量血管活性药难以纠正的低心排[CI<2L/（min·m^2）]和收缩压（SBP<90mmHg）。主要包括：①任何原因引起的心力衰竭和心源性休克：急性冠脉综合征、心室电风暴、脓毒症心肌抑制、中毒或药物过量造成的心肌抑制、心肌炎、肺栓塞、心脏破裂、急性过敏性休克；②心脏切开术后无法撤离体外循环；③心脏移植术后移植物心力衰竭；④慢性心肌病，等待下一步治疗决策；⑤高风险的经皮冠状动脉介入手术的循环支持；⑥等待心脏移植。

ECMO 的呼吸适应证为难以纠正的肺的弥散和通气功能障碍，VV-ECMO 和 VA-ECMO 均可以用于急性呼吸衰竭，包括：①由急性细菌性/病毒性肺炎、吸入性肺炎及肺泡蛋白沉积症引起的急性呼吸窘迫综合征（ARDS）；②气道梗阻、肺挫裂伤及吸入性损伤；③等待肺移植或肺移植术后；④支气管哮喘持续状态；⑤肺出血或大咯血；⑥先天性膈疝或胎粪吸入。当患者出现心力衰竭和严重慢性肺动脉高压[>50mmHg（1mmHg ≈ 0.133kPa）]时，VV-ECMO 需更换为 VA-ECMO。

ECMO 呼吸支持指征：

需考虑使用 ECMO 行呼吸支持的指征：①严重低氧血症的患者，病死率 >50% 开始考虑使用 ECMO，当病死率 >80% 时立刻开始使用 ECMO。病死率 50% 即当 $FiO_2>90\%$，$PaO_2/FiO_2<150$ 和（或）肺损伤评分（Murray 评分）2~3 分。病死率 80% 即积极治疗 6 小时以上，$FiO_2>90\%$，$PaO_2/FiO_2<100$ 和（或）肺损伤评分（Murray 评分）3~4 分。②呼吸机气道平台压 Pplat>30cmH_2O 支持下，仍有严重二氧化碳潴留患者。③严重气胸。④等待肺移植患者。⑤突发的呼吸循环衰竭（肺栓塞、气道梗阻及其他常规治疗手段效果不佳）。

ECMO 呼吸支持的相对禁忌：ECMO 使用没有绝对禁忌，但在下列患者中效果不佳，不建议使用，包括：①呼吸机条件较高（$FiO_2>90\%$，Pplat>30cmH_2O）使用 7 天或 7 天以上；②使用免疫抑制剂造成粒细胞缺乏的患者（绝对粒细胞计数 $<0.5\times10^9/L$）；③颅内近期出血或加重的患者；④重度颅脑损伤或晚期肿瘤患者；⑤无年龄绝对限制，但年龄越大，ECMO 风险越高。

ECMO 心脏支持禁忌证：

（1）绝对禁忌证：心脏功能不可逆损伤且无法行移植或心室辅助治疗、晚期肿瘤、重度颅脑损伤、未知时间的心肺复苏术后或心肺复苏时间长且器官灌注不良、未修复的主动脉夹层、严重主动脉反流、合并其他器官衰竭(肺气肿、肝硬化、肾衰竭)、依从性较差(经济原因、认知功能障碍或精神病)、外周血管病(外周血管 VA-ECMO)。

(2)相对禁忌证:凝血功能紊乱无法抗凝、高龄及肥胖。

VV-ECMO 撤离时机的判断

当呼吸机参数可稳步下降时,逐步降低血流速度至 1L/min,保持氧合器 100% 供氧或逐步降低血流速度至 2L/min 并降低氧浓度,维持 $SaO_2 > 95\%$。稳定后可开始撤机试验,即关闭氧合器,调整呼吸机参数(FiO_2、Pplat、PEEP、RR),维持血流速度和抗凝剂,若可持续 1 小时以上 $SaO_2 > 95\%$ 且 $PaCO_2 < 50mmHg$,即可撤机。若 $PaCO_2 > 50mmHg$,则改为 CO_2 清除模式即可。

VA-ECMO 撤机的判断

ELSO 指南根据 VA-ECMO 的不同目的,其撤机时机也不同。对于等待心脏功能恢复的患者而言,ECMO 支持 1 周内,患者出现心功能恢复的迹象,即开始逐步降低 ECMO 流量至 25%~50%。利用超声评估心功能,若血压及氧合稳定,即夹闭 ECMO 通路或加入直接通路,观察 30 分钟至 4 小时,期间每隔 10 分钟用肝素盐水冲洗管路避免血栓产生,若血管活性药及正性肌力药用量尚可,并且患者氧合、循环稳定,即可考虑撤机。而对于安装心室辅助装置的患者而言,只要其他器官衰竭(如神经系统、肝肾功能及肺水肿)得以纠正,即可以考虑撤机。调整血流速度方法推荐逐步降低血流量(每次 1L/min)直至 1L/min,待血流动力学稳定后,利用心脏超声评估左心及右心功能,达到预测指标即可考虑撤机。

利用经食管超声作为 VA-ECMO 撤机的重要监测手段(表 29)

表 29　经食管超声辅助的 VA-ECMO 撤机策略

阶段	特点
撤机前	除外容量负荷过重或感染,复查胸片无显著异常,其他器官损伤恢复,增加肝素用量使 PTT60~70 秒(避免因降低血流速度导致管路凝血),插入经食管超声探头
第一阶段	ECMO 血流速度不变,评估基础心脏功能
第二阶段	每次降低血流速度 0.5L/min,30 分钟后超声评估左心和右心功能,直至降低 50% 血流速度,若过程中出现容量负荷增加导致心功能不全,立刻停止撤机试验
第三阶段	直至流速降至初始流速的一半时行容量负荷试验,20 分钟内输注 5% 白蛋白(10ml/kg),超声评估左右心功能至少 1 小时
第四阶段	将血流速度降至 1.2~1.5L/min,使用正性肌力药(多巴酚丁胺或米力农),超声评估左右心功能至少 1 小时
撤机评估结束	全心衰竭考虑植入人工心脏或治疗结束;仅左心室功能障碍,植入 LVAD;仅右心室功能障碍,植入 RVAD;心功能均恢复,撤除 ECMO

注:VA-ECMO:静脉 - 动脉体外膜肺氧合;LVAD:左心室辅助装置;RVAD:右心室辅助装置;ECMO:体外膜肺氧合。

♥ 颈动脉狭窄如何测量

颈动脉狭窄程度的测量：目前评价颈动脉狭窄程度的方法主要有两种，一是欧洲颈动脉外科试验法（ECST），一是北美症状性颈动脉内膜剥脱试验法（NASCET）（图4）。两者采用相同的狭窄分度方法，根据血管造影图像将颈内动脉的狭窄程度分为4级。①轻度狭窄：动脉内径缩小 <30%；②中度狭窄：动脉内径缩小 30%~69%；③重度狭窄：动脉内径缩小 70%~99%；④完全闭塞：闭塞前状态 NASCET 测量狭窄度 >99%。

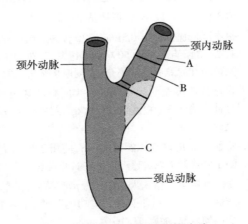

颈外动脉

颈内动脉

A

B

C

颈总动脉

图 4　颈动脉狭窄程度测量方法

A 为 NASCET 法基础内径；B 为颈内动脉最狭窄处的宽度；C 为 ECST 法基础内径

NASCET 采用颈动脉膨大部以远正常处管腔内径为基础内径(A),ECST 采用颈动脉膨大处模拟内径为基础内径(C),两者都采取颈内动脉最窄处宽度(B)为测量的基准。

NASCET 狭窄度 =(1−B/A)×100%(如颈内动脉分叉后全程狭窄,则取对侧颈动脉作比较)

ECST 狭窄度 =(1−B/C)×100%

ECST 的 80%~99% 的狭窄大致和 NASCET 的 70%~99% 的狭窄相应。

● 颈动脉内膜切除术的手术指征有哪些

颈动脉内膜切除术(carotid endarterectomy,CEA)的手术指征如下:

绝对指征:有症状性颈动脉狭窄,且无创检查颈动脉狭窄度≥70% 或血管造影发现狭窄超过50%。

相对指征:①无症状性颈动脉狭窄,且无创检查狭窄度≥70% 或血管造影发现狭窄≥60%。②无症状性颈动脉狭窄,且无创检查狭窄度 <70%,但血管造影或其他检查提示狭窄病变处于不稳定状态。③有症状性颈动脉狭窄,无创检查颈动脉狭窄度处于 50%~69%。同时要求该治疗中心有症状患者预期围术期卒中发生率和病死率 <6%,无症状患者预

期围术期卒中发生率和病死率<3%,患者预期寿命>5年。④对于高龄患者(如70岁或以上),与颈动脉血管成形及支架植入术(CAS)相比,采用CEA可能有较好的预后,尤其当动脉解剖不利于开展血管腔内治疗时。对于较年轻患者,在围术期并发症风险(如卒中、心肌梗死或死亡)和同侧发生卒中的长期风险上,CAS与CEA是相当的。⑤有手术指征的患者术前的相关检查综合评估为不稳定斑块的患者倾向于行CEA手术,稳定性斑块者则CAS与CEA均可选择。⑥对于符合治疗指征的有症状颈动脉狭窄的患者,多数国际指南推荐首选CEA手术,因为有充足证据证明CEA手术可以更好地控制围术期乃至远期脑卒中及死亡率。对于符合治疗指征无症状颈动脉狭窄的患者,多数也是建议CEA手术,将CAS作为备选治疗。

手术禁忌证:①12个月内颅内自发出血;②30天内曾发生大面积脑卒中或心肌梗死;③3个月内有进展性脑卒中;④伴有较大的颅内动脉瘤,不能提前处理或同时处理者;⑤慢性完全闭塞无明显脑缺血症状者;⑥凝血功能障碍,对肝素以及抗血小板类药物有禁忌证者;⑦无法耐受麻醉者;⑧重要脏器如心、肺、肝和肾等严重功能不全者;⑨严重痴呆。

颈内动脉内膜剥脱术如何选择手术时机

（1）急性缺血性脑卒中在发病6周后手术较为安全，对于近期出现症状发作，影像学检查提示为不稳定斑块时应尽量争取尽早手术，可建议于2周内手术。

（2）对于短暂性脑缺血发作（TIA）或轻微卒中患者，如果没有早期血管重建术的禁忌证，可以在事件出现2周内进行干预。

（3）如为双侧病变，根据临床情况两侧手术间隔可以在2~4周，有症状侧和（或）狭窄严重侧优先手术。

颈动脉血管成形及支架植入术的手术指征有哪些

手术指征：①有症状性颈动脉狭窄患者无创影像学检查证实≥70%或血管造影发现狭窄超过50%，并要求该治疗中心术后30天内各种原因脑卒中和死亡发生率≤6%，CAS可作为CEA的备选治疗方案。②无症状性颈动脉狭窄患者无创影像学检查证实≥70%或血管造影发现狭窄度>60%，该治疗中心术后30天内各种原因的脑卒中和死亡的发生

率≤3%,致残性脑卒中或死亡发生率应≤1%,CAS
可以作为 CEA 的备选治疗方案。③颈部解剖不利
于 CEA 外科手术的患者应选择 CAS,如颈部放疗史
或颈部根治术,CEA 术后再狭窄,继发于肌纤维发育
不良的颈动脉狭窄,对侧的喉返神经麻痹,严重的颈
椎关节炎、外科手术难以显露的病变,颈动脉分叉位
置高、锁骨平面以下的颈总动脉狭窄。④ CEA 高危
患者:心排血量低(心脏射血分数 <30%),未治疗或
控制不良的心律失常,心功能不全;近期心肌梗死病
史,不稳定型心绞痛;严重慢性阻塞性肺气肿;对侧
颈动脉闭塞;串联病变;颈动脉夹层等。

　　禁忌证:①颈动脉严重长段钙化;②腔内方法无
法到达的病变(主动脉弓分支严重扭曲、无合适导入
动脉、主动脉弓解剖特殊);③ CEA 的禁忌证也适用
于 CAS。

❤ 颈动脉狭窄术后并发症和防治

　　1. 颈动脉内膜切除术(CEA)术后并发症和
防治

　　(1)卒中与死亡:卒中与斑块脱落和阻断时缺
血相关,有出血性卒中和缺血性卒中,一般要求围
术期严格的个体化血压管理,术中密切监测以降低
血流动力学障碍的卒中,有条件的医院可进行术中

TCD 监测;术中轻柔操作,选择性应用转流管;根据具体情况可给予抗凝治疗;围术期抗血小板药物等措施来减少栓塞风险。CEA 后死亡发生率较低,大多数报道在 1% 左右,其中心肌梗死占一半。因此,术前、术后认真评价心脏和冠状动脉的功能非常重要,并应给予积极的内科处理。死亡的其他相关因素还包括急诊 CEA、同侧卒中、对侧颈动脉闭塞、年龄大于 70 岁等。

(2)脑神经损伤:最常见舌下神经、迷走神经、副神经等,多为暂时性,可能与手术牵拉水肿有关,一般在术后 1~2 周好转,个别患者可能延续到术后 6 个月,永久性损伤相对少见。皮神经损伤一般很难避免,术后患者出现下颌周围或耳后麻木,但不会造成其他影响,一般在术后 6 个月左右会有不同程度改善。

(3)过度灌注综合征:主要临床表现为严重的局限性头痛、局限性和(或)广泛性痉挛、手术侧半球脑出血。术中恢复颈动脉血流之后和术后可预防性应用降压药物及脱水药物(如甘露醇等)减轻脑水肿。

(4)颈部血肿与喉头水肿:前者大多与局部止血不彻底、动脉缝合不严密有关,后者可能和麻醉插管等相关,需密切观察患者氧饱和度,强化缝合技术,仔细止血,尤其是预防大范围的静脉和淋巴结在分离中损伤,血肿和喉头水肿发生后应防止窒息。

(5)血栓形成和再狭窄:注意肝素抵抗情况,围术期口服抗血小板聚集、抑制内膜增生等药物,相关的原因包括术中处理不当、术后药物治疗不充分、平滑肌和内膜过度增生等,对于 CEA 后再狭窄的患者,优先推荐 CAS 治疗,避免二次手术困难。

2. 颈动脉血管成形及支架植入术(CAS)术后并发症和防治

(1)心血管并发症:颈动脉窦压力反射包括心动过缓、低血压和血管迷走神经反应,多数是围术期一过性的且不需要后续治疗。支架术后可见到持续的低血压,预防措施包括术前确保足够的水化,术前降压药物的细致调整,多数持续的低血压患者中,静脉内给予多巴胺等血管活性药可以进行缓解。围术期心肌梗死、心力衰竭等也有可能发生,评价心脏功能非常重要,并应给予相应处理。

(2)神经系统并发症:CAS 相关的短暂性脑缺血发作(TIA)和缺血性卒中多由栓子脱落栓塞导致,也可由血栓形成等引起,症状严重者需及时处理。预防措施包括在合适的病例中常规使用远端保护伞,从小直径球囊开始充分预扩张,根据病变合理选择不同类型的球囊和支架,谨慎使用后扩张,必要时中转 CEA 等措施来降低神经系统并发症。

（3）颅内出血：多由于脑过度灌注综合征、支架植入后的抗凝及抗血小板治疗导致高血压脑出血（主要位于基底节部位），以及脑梗死后出血转化、合并颅内出血性疾患等。需要在围术期严格控制血压，应用脱水药物减轻脑水肿等措施来预防。

（4）支架内再狭窄：术后需要密切随访发现再狭窄患者，需要口服抗血小板聚集、降血脂等药物，有糖尿病的患者严格控制血糖，吸烟者需要完全戒烟。

（5）其他并发症：血管痉挛、动脉夹层、血栓形成、支架释放失败、支架变形和释放后移位等，术中出现脑血管痉挛后，如果撤出导丝和保护装置后，痉挛仍未解除，可局部给予硝酸甘油、罂粟碱等解痉药物。通过充分术前评估、规范和轻柔操作等来减少相关并发症的发生；颈外动脉狭窄或闭塞通常是无危险的，不需要进一步干预。穿刺部位损伤假性动脉瘤、穿刺点出血、感染或腹膜后血肿，可以对症进行处理，造影剂肾病也是 CAS 的术后并发症，可以通过围术期水化、尽量减少造影剂用量等措施降低发生率。

❤ 何谓间歇性跛行，需与何种疾病鉴别

间歇性跛行是下肢动脉硬化闭塞症的主要临床

表现之一,是一种由运动诱发的症状,指下肢运动后产生的疲乏、疼痛或痉挛,常发生在小腿后方,导致行走受限,短时间休息后(常少于 10 分钟)疼痛和不适感可以缓解,再次运动后又出现。跛行距离可以提示缺血的程度。下肢动脉供血不足往往会导致下肢肌群缺血性疼痛,症状在运动过程中尤为明显,即出现间歇性跛行,通常表现为小腿疼痛。当血管病变位于近心端时(如主髂动脉闭塞、髂内或股深动脉病变),间歇性跛行也可发生于大腿或臀部,即臀肌跛行。症状的严重程度从轻度到重度不等,可严重影响患者的生活质量,部分患者因其他病变导致日常活动受限时症状可不典型。除下肢动脉硬化闭塞症外,主动脉缩窄、动脉纤维肌发育不良、腘动脉瘤、腘动脉窘迫综合征、多发性大动脉炎、血栓闭塞性脉管炎等多种非动脉粥样硬化性血管病变,均可引起下肢间歇性跛行。此外,多种神经源性疾病、肌肉关节性疾病和静脉疾病也可能产生小腿疼痛症状,因此间歇性跛行的病因需要鉴别诊断(表 30)。

❤ 下肢动脉硬化闭塞症如何进行诊断

主要诊断标准:①年龄 >40 岁;②有吸烟、糖尿病、高血压、高脂血症等高危因素;③有下肢动脉硬

表 30 间歇性跛行的鉴别诊断

症状/疾病	疼痛或不适的部位	不适的性质	症状与运动的关系	休息的影响	体位的影响	其他特点
间歇性跛行（小腿）	小腿肌群	痉挛性疼痛	相同程度的运动后发生	很快缓解	无	重复性
慢性骨筋膜室综合征	小腿肌群	突发紧痛	一定程度运动后（如慢跑）发生	缓解很慢	抬高肢体可快速缓解症状	常见于肌肉发达的运动员
静脉性间歇性跛行	全下肢，但大腿及腹股沟的症状通常更重	突发紧痛	步行后发生	缓解慢	抬高肢体可快速缓解症状	髂股深静脉血栓形成病史，静脉淤血及水肿征象
神经根的压迫（如椎间盘突出）	沿患肢向下的放射性痛，常位于后方	尖锐的针刺样痛	立即或很短时间内发生	不能很快缓解（休息过程中也常出现）	调整后背位置可能有助于缓解症状	有背部疾病史
症状性腘窝囊肿	膝关节后方沿小腿向下的疼痛	肿胀、酸痛、压痛	运动时发生	休息过程仍有症状	无	无间歇性跛行

续表

症状/疾病	疼痛或不适的部位	不适的性质	症状与运动的关系	休息的影响	体位的影响	其他特点
间歇性跛行(髋部、大腿、臀部)	髋部、大腿、臀部	疼痛不适及无力感	相同程度的运动后发生	很快缓解	无	重复性
髋关节炎	髋部、大腿、臀部	疼痛不适	不同程度的运动后发生	不能很快缓解(休息时也常出现)	采用下肢获支撑的坐姿较为舒适	多变，可能与活动量和天气变化有关
脊髓压迫症	髋部、大腿、臀部(相应皮肤)	无力感多于疼痛感	行走或站立相同时间后发生	仅体位改变可缓解症状	可通过坐或前屈改变腰椎屈曲压力以缓解症状	频繁发作背部疾病可增史、腹内压增高
间歇性跛行(足)	足、足弓	严重的深部疼痛和麻木感	相同程度的运动后发生	很快缓解	无	重复性
关节炎、炎症反应	足、足弓	酸痛	不同程度的运动后发生	不能很快缓解(休息时也常出现)	可能通过不承重而缓解	多变，可能与活动量有关

286

化闭塞症的临床表现；④缺血肢体远端动脉搏动减弱或消失；⑤踝肱指数≤0.9；⑥彩色多普勒超声、计算机体层摄影血管造影（CTA）、磁共振血管成像（MRA）和数字减影血管造影（DSA）等影像学检查显示相应动脉的狭窄或闭塞等病变。符合上述诊断标准前4条可以作出下肢动脉硬化闭塞症的临床诊断。踝肱指数和彩色多普勒超声可以判断下肢的缺血程度。确诊和拟定外科手术或腔内治疗方案时，可根据需要进一步行MRA、CTA、DSA等检查。

房间隔缺损合并肺动脉高压的介入治疗

（1）房间隔缺损（ASD）合并高压力低阻力型肺动脉高压（PAH），选择介入或手术治疗。

（2）ASD伴显著三尖瓣反流、房水平双向分流，若 $Pp/Ps \leqslant 0.8$，可考虑试封堵术。完全关闭ASD后，若肺动脉压（PAP）下降25%以上，而主动脉压无显著下降，动脉血氧饱和度（SaO_2）升高至94%以上，三尖瓣反流减轻，可考虑永久关闭ASD。

（3）ASD伴左心室腔小，建议使用带孔封堵器实施封堵术。研究显示，采用带孔封堵器不仅可以防止因左心室前负荷突然大量增加而出现急性左心功能不全和心律失常，若术后PAP升高，残留小孔还能对此进行有效缓冲，防止PAP急剧升高。

对于巨大 ASD 采用带孔封堵器封堵术后随访 PAP
恢复正常者,可考虑再使用封堵器将遗留的小孔
关闭。

室间隔缺损合并肺动脉高压的介入／手术治疗方法

由于婴幼儿外科手术风险较高,而且,即使是
非限制型室间隔缺损,1 周岁以内也很少发生阻力
型肺动脉高压(PAH)。因此,对于婴幼儿室间隔缺
损相关性 PAH 而言,若心力衰竭不严重,应持续药
物治疗 6 个月再确定治疗方案,若肺动脉压(PAP)
未恢复正常范围,或虽恢复正常但患儿仍有症状,
应考虑手术治疗。2 岁以上儿童凡 Pp/Ps>0.5、平
均肺动脉压(mPAP)>25mmHg,均应行介入或手术
治疗。

2010 年欧洲心脏病学会成人冠心病管理指南室间隔缺损合并肺动脉高压手术治疗适应证的选择

室间隔缺损合并肺动脉高压的手术治疗适应证
见表 31。

表31　室间隔缺损合并肺动脉高压的手术治疗适应证

适应证	推荐级别	证据水平
有左向右分流相关症状,无严重的肺血管疾病,手术治疗	I	C
VSD 合并 PAH,Qp/Qs>1.5,Pp/Ps 或 Rp/Rs<2/3,手术治疗	Ⅱa	C
ES 或运动后 SaO_2 下降,不宜手术治疗	Ⅲ	C

注:VSD:室间隔缺损;PAH:肺动脉高压;Qp/Qs:肺/体循环血流量比值;ES:艾森曼格综合征;SaO_2:动脉血氧饱和度。

♥ 动脉导管未闭合并重度肺动脉高压手术的介入治疗

对于合并重度肺动脉高压(PAH)的患者,可采用封堵试验判断肺血管病变程度及手术后 PAH 变化。封堵试验对象为 Qp/Qs>1.5 且股动脉 SaO_2>90% 者。多数学者以试封堵后肺动脉收缩压(PASP)下降超过30% 为封堵术指标,也有学者认为,若封堵后 PASP 或平均肺动脉压(mPAP)降低 20% 或 30mmHg 以上,肺血管阻力(PVR)下降,而主动脉压和 SaO_2 无下降或上升,且无全身反应,可进行永久封堵。新近研究显示,以试封堵术后肺/体循环收缩压比值作为判断指标最为可靠,如试封堵术后肺/体循环收缩压比值 <0.5,可永久关闭动脉导管未闭(PDA),术后肺动脉压(PAP)最终将完全恢复正常;反之,如比值 >0.5,即使封堵术后 PAP 显著下降,也必然存在术后持续性 PAH。

何谓术后反应性肺动脉高压及肺动脉高压危象

术后早期(<30 天)肺动脉压(PAP)高于正常,称为术后反应性肺动脉高压(reactive pulmonary hypertension,RPH)。海平面安静状态时 mPAP ≥ 25mmHg。肺动脉高压危象(pulmonary hypertension crisis,PHC)是 PAP 急剧升高,超过体动脉压,伴或不伴有体动脉压下降;CO 和 SaO_2 显著下降。RPH 及 PHC 是先天性心脏病(CHD)术后早期常见并发症及死亡原因。致命性肺动脉高压(PH)及 PH 危象发生率分别为 2.0% 和 0.7%,但在完全性房室间隔缺损伴 Down 综合征的患者其发生率仍偏高。

动脉导管未闭封堵术介入治疗的指征有哪些

Ⅰ类
动脉导管未闭(PDA)伴有明显左向右分流,并且合并充血性心力衰竭、生长发育迟滞、肺循环多血以及左心房或左心室扩大等表现之一者,且患儿体重及解剖条件适宜,推荐行经导管介入封堵术。
Ⅱa类
心腔大小正常的左向右分流的小型 PDA,如果通过标准的听诊技术可闻及杂音,可行经导管介入封堵术。

Ⅱb 类

(1)通过标准听诊技术不能闻及杂音的"沉默型"PDA 伴有少量左向右分流(包括外科术后或介入术后残余分流)。

(2)PDA 合并重度肺动脉高压,动脉导管水平出现以左向右分流为主的双向分流,如果急性肺血管扩张试验阳性,或者试验性封堵后肺动脉收缩压降低 20% 或 30mmHg 以上,且无主动脉压下降和全身不良反应,可以考虑介入封堵。

Ⅲ 类

(1)依赖于动脉导管的开放维持有效肺循环或体循环的心脏畸形。

(2)PDA 合并严重肺动脉高压,动脉导管水平出现双向分流或者右向左分流,并且急性肺血管扩张试验阴性。

❤ 动脉导管未闭封堵术介入的常见并发症及其防治

(1)残余分流与溶血:术后早期少量残余分流可随访观察,部分可自行消失;残余分流量较大者,可再植入弹簧圈或封堵器进行封堵。溶血一般与残余分流有关,多发生于术后早期,可使用糖皮质激素、碳酸氢钠等药物治疗,保护肾功能,必要时输血治疗,多数患儿可自愈;若经上述治疗后病情不缓解,可对残余分流进行再次封堵或外科手术治疗。

（2）血栓栓塞:若发现有肢体末梢发绀、苍白、发凉、肿胀等栓塞征象时,可给予全身肝素化治疗或尿激酶溶栓,药物治疗无效可应用经导管法或外科手术法取栓。

（3）血小板减少:多见于大型动脉导管未闭（PDA）封堵术后,原因尚不完全清楚,有学者认为与血小板消耗过多或破坏有关。可短期大剂量糖皮质激素冲击治疗,若发生明显出血倾向,可静脉输注血小板悬液。

（4）封堵器移位导致肺动脉或外周动脉栓塞:一旦封堵器脱落可通过圈套器或异物钳将其取出,难以取出时应行急诊外科手术。

（5）封堵器致左肺动脉或降主动脉狭窄:轻度狭窄可随访观察,如狭窄程度较重应行外科手术治疗。

 继发孔型房间隔缺损封堵术介入治疗的指征有哪些

I 类
年龄≥2 岁,有血流动力学意义（缺损直径≥

5mm）的继发孔型房间隔缺损（ASD）；缺损至冠状静脉窦，上、下腔静脉及肺静脉的距离≥5mm，至房室瓣的距离≥7mm；房间隔直径＞所选用封堵器左心房侧的直径；不合并必须外科手术的其他心血管畸形。

Ⅱa类

（1）年龄<2岁，有血流动力学意义且解剖条件合适的继发孔型ASD。

（2）前缘残端缺如或不足，但其他边缘良好的具有血流动力学意义的继发孔型ASD。

（3）具有血流动力学意义的多孔型或筛孔型ASD。

Ⅱb类

（1）心房水平出现短暂性右向左分流且疑似出现栓塞后遗症（卒中或复发性短暂脑缺血发作）的患儿。

（2）缺损较小，但有血栓栓塞风险。

Ⅲ类

（1）原发孔型、静脉窦型及无顶冠状窦型ASD。

（2）伴有与ASD无关的严重心肌疾患或瓣膜疾病。

（3）合并梗阻性肺动脉高压。

继发孔型房间隔缺损封堵术的常见并发症及其防治

据统计,房间隔缺损(ASD)介入治疗的成功率为98%,严重并发症的发生率为1.6%~1.8%。

(1)封堵器脱落、移位:术前多切面测量ASD大小对于适应证及封堵器选择很有帮助。封堵器选择不当易造成脱落,一旦封堵器脱落可经导管取出,若封堵器较大或难以取出时应紧急行外科手术。

(2)心律失常:术中多为一过性,无需特殊处理;若术中出现Ⅲ度房室传导阻滞,停止操作较长时间仍未恢复者,应放弃介入治疗。若术后出现Ⅲ度房室传导阻滞,应及时给予药物治疗,药物治疗无效应尽早外科手术取出封堵器并修补ASD。

(3)心包压塞:心壁穿孔多发生于左心耳或肺静脉处;若出现心包压塞,应立即行心包穿刺引流减轻心包压塞,并尽快行外科手术治疗。

(4)气体栓塞:应立即吸氧,心率减慢者给予阿托品,同时给予硝酸甘油防止血管痉挛。

(5)残余分流:少量残余分流一般不需要处理,部分可自行闭合。如残余分流束直径大于5mm,有血流动力学意义,建议再次封堵残余分流。

(6)头痛或偏头痛:术后阿司匹林最少服用半

年,必要时可联合抗凝治疗。

（7）脑栓塞:术中及术后严格的抗凝治疗是预防栓塞事件发生的关键。

💜 室间隔缺损封堵术介入治疗的指征有哪些

Ⅰ类

（1）膜周型室间隔缺损（VSD）:年龄≥3岁;有临床症状或有左心超负荷表现;VSD上缘距主动脉右冠瓣≥2mm,无主动脉瓣脱垂及主动脉瓣反流;缺损直径<12mm。

（2）肌部VSD:年龄≥3岁,有临床症状或有左心超负荷表现,肺体循环血流量比（Qp/Qs）>1.5。

（3）年龄≥3岁、解剖条件合适的外科手术后残余分流或外伤后VSD,有临床症状或有左心超负荷表现。

Ⅱa类

（1）膜周型VSD:有临床症状或左心超负荷表现,年龄2~<3岁。

（2）VSD上缘距离主动脉右冠瓣≤2mm,虽有轻度主动脉瓣脱垂但无明显主动脉瓣反流。

（3）肌部VSD:体重≥5kg,有临床症状或有左心超负荷表现,Qp/Qs>2.0。

Ⅲ类

（1）双动脉下型 VSD。

（2）伴轻度以上主动脉瓣反流。

（3）合并梗阻性肺动脉高压。

（4）既往无感染性心内膜炎病史且无血流动力学意义的膜周型和肌部 VSD。

♥ 室间隔缺损封堵术的常见并发症及其防治

（1）心律失常：术中可有室性期前收缩、室性心动过速、束支传导阻滞及房室传导阻滞等，多为一过性，不需要特殊处理。若在术中出现Ⅲ度房室传导阻滞或完全性左束支传导阻滞，停止操作较长时间仍未恢复者，应放弃介入治疗。术后早期发生Ⅲ度房室传导阻滞或完全性左束支传导阻滞，推荐予糖皮质激素、白蛋白及果糖二磷酸钠等营养心肌治疗，必要时安装临时起搏器，治疗 3~7 天不恢复，应开胸取出封堵器并修补室间隔缺损（VSD）；或者也可直接心外科手术取出封堵器并修补 VSD。术后迟发型Ⅲ度房室传导阻滞，药物治疗效果通常欠佳，应予以永久起搏器植入治疗；对于晚期发生完全性左束支传导阻滞的病例，外科手术取出封堵器后能否恢复以及在左心室扩大前是否需要心室同步化治疗，仍需要进一步研究。

（2）封堵器移位或脱落：可用圈套器捕获后取出，否则应外科手术取出。

（3）对瓣膜的影响或损伤：术中如果发现封堵器植入后出现明显主动脉瓣反流，应撤出封堵器；术后出现主动脉瓣反流应予以加强随访，必要时行外科手术治疗。术中如果发现封堵器植入后影响三尖瓣的功能，则应回收封堵器，重新建立轨道后再进行封堵；术后出现严重三尖瓣反流或狭窄，需及时外科手术治疗。

（4）残余分流和溶血：少量残余分流可随访观察，残余分流量较多时应尽早行外科手术治疗。溶血多与残余分流有关，应使用糖皮质激素、碳酸氢钠等药物治疗，保护肾功能；若经药物治疗后病情不缓解，应及时外科手术治疗。

（王　哲　姚　玮）

───────── 参考文献 ─────────

1. Windecker S, Kolh P, Alfonso F, et al. 2014 ESC/EACTS Guidelines on myocardial revascularization: The Task Force on Myocardial Revascularization of the European Society of Cardiology (ESC) and the European Association for Cardio-Thoracic Surgery (EACTS) Developed with the special contribution of the European Association of

Percutaneous Cardiovascular Interventions（EAPCI）[J]. Eur Heart J, 2014,35（37）:2541-2619.

2. 冠状动脉旁路移植术围术期抗血小板治疗共识专家组．中国冠状动脉旁路移植术后二级预防专家共识（2016 版）[J]．中华胸心血管外科杂志,2016,32（1）:1-8.

3. Nishimura RA, Otto CM, Bonow RO, et al. 2014 AHA/ACC guideline for the management of patients with valvular heart disease:a report of the American College of Cardiology/American Heart Association Task Force on Practice Guidelines[J]. J Am Coll Cardiol,2014,63（22）: e57-e185.

4. Antman EM, Anbe DT, Armstrong PW, et al. ACC/AHA guidelines for the management of patients with ST-elevation myocardial infarction:A report from the American College of Cardiology/American Heart Association Task Force on Practice Guidelines（Committee to Revise the 1999 guidelines for the management of patients with myocardial infarction）[J]. J Am Coll Cardiol,2004,44（3）:e1-e211.

5. Zhou ZL, Xiao CH, Yang XL, et al. The use of intra-aortic balloon counterpulsation in the therapy in patients with acute myocardial infarction and cardiogenic shock[J]. China Journal of Modern Medicine,2003,13（13）:102-105.

6. 中华医学会心血管病学分会,中华心血管病杂志编辑委员会．急性 ST 段抬高型心肌梗死诊断和治疗指南[J]．中华心血管病杂志, 2015,5（43）:380-393.

7. Erbel R, Aboyans V, Boileau C, et al. 2014 ESC Guidelines on the

diagnosis and treatment of aortic diseases：Document covering acute and chronic aortic diseases of the thoracic and abdominal aorta of the adult. The Task Force for the Diagnosis and Treatment of Aortic Diseases of the European Society of Cardiology（ESC）[J]. Eur Heart J, 2014, 35 (41): 2873-2926.

8. 高鑫.《2014 年 ESC 主动脉疾病诊断和治疗指南》解读[J]. 中国循环杂志, 2014, 29(z2): 57-61.

9. Loeys BL, Dietz HC, Braverman AC, et al. The revised Ghent nosology for the Marfan syndrome[J]. J Med Genet, 2010, 47(7): 476-485.

10. Baumgartner H, Bonhoeffer P, De Groot NM, et al. ESC Guidelines for the management of grown-up congenital heart disease (new version 2010)[J]. Eur Heart J, 2010, 31(23): 2915-2957.

11. Rihal CS, Naidu SS, Givertz MM, et al. 2015 SCAI/ACC/HFSA/STS Clinical Expert Consensus Statement on the Use of Percutaneous Mechanical Circulatory Support Devices in Cardiovascular Care (Endorsed by the American Heart Association, the Cardiological Society of India, and Sociedad Latino Americana de Cardiologia Intervencion; Affirmation of Value by the Canadian Association of Interventional Cardiology-Association Canadienne de Cardiologie D'intervention)[J]. Catheter Cardiovasc Interv, 2015, 85(7): E175-E196.

12. 周飞虎, 胡婕, 薛超. 撤离静脉 - 静脉体外膜肺氧合和静脉 - 动脉体外膜肺氧合的血流动力学支持策略[J]. 中华重症医学电子杂志, 2016, 5(2), 84-95.

13. Cavarocchi NC, Pitcher HT, Yang Q, et al. Weaning of extracorporeal membrane oxygenation using continuous hemodynamic transesophageal echocardiography[J]. J Thorac Cardiovasc Surg, 2013, 146(6):1474-1479.

14. 中华医学会外科学分会血管外科学组. 颈动脉狭窄诊治指南[J]. 中国血管外科杂志(电子版), 2017, 2(3):169-175.

15. 中华医学会外科学分会血管外科学组. 下肢动脉硬化闭塞症诊治指南[J]. 中华医学杂志, 2015, 95(24):1883-1896.

16. 中国医师学会心血管内科医师分会. 2015年先天性心脏病相关性肺动脉高压诊治中国专家共识[J]. 中国介入心脏病学杂志, 2015, 2(23):61-69.

17. Baumgartner H, Bonhoeffer P, De Groot NM, et al. ESC Guidelines for the management of grown-up congenital heart disease(new version 2010)[J]. Eur Heart J, 2010, 31(23):2915-2957.

18. Makdisi G, Wang IW. Extra Corporeal Membrane Oxygenation(ECMO) review of a lifesaving technology[J]. J Thorac Dis, 2015, 7(7):E166-E176.

19. Hopkins RA, Bull C, Haworth SG, et al. Pulmonary hypertensive crises following surgery for congenital heart defects in young children[J]. Eur J Cardiothorac Surg, 1991, 5(12):628-634.

20. Polderman FN, Cohen J, Blom NA, et al. Sudden unexpected death in children with a previously diagnosed cardiovascular disorder[J]. Int J Cardiol, 2004, 95(2-3):171-176.

21. 中国医师协会儿科医师分会先天性心脏病专家委员会, 中华医学会儿科学分会心血管学组,《中华儿科杂志》编辑委员会. 儿童常见先天性心脏病介入治疗专家共识[J]. 中华儿科杂志,2015,1(53),17-24.